メンタル歯科医が教える47の幸せ習慣

強運は口もとから

松谷英子

みらい PUBLISHING

はじめに

この本を手に取ってくださった皆さま、こんにちは。

メンタル歯科医の松谷英子と申します。「メンタル歯科医」というのは、私が自分で作った肩書です。簡単に言えば、「口もと」と「こころ」の専門家。歯科医としてだけでなく、心理分野からもメンタルトレーナーとして、多くの患者さんやクライアントを診てきました。

約3万人以上の患者さんを診てきた私には、一つ、確信を持って言えることがあります。

「口もとは、人生を大きく変える」

私が本を書こうと思ったのは、この真実を伝えるためです。診療室で出逢える人の数は限られています。一人でも多くの方々に、口もとから生み出される「強運を引き寄せる方法」を知っていただき、人生を素晴らしいものにしてもらいたい、そう考えたのです。

この本を読み終えるころには、「口もと」に意識を向け、改善することで、次のような悩みが解決できるはずです。

◇今より人生を良くしたい
◇もっと自分の良さを引き出したい
◇人間関係を改善したい
◇カラダの不調を治したい
◇ストレスと不安を軽くしたい
◇やりがいを感じながら、仕事がしたい
◇異性にモテたい
◇収入を上げたい
◇家族や大切な人と笑顔で向き合いたい

しかも、これはあなただけでなく、あなたの大切な家族や恋人も幸せにできると確信しています。

なぜ、ここまで言い切れるのか。それは患者さんと向き合ってきた経験だけでなく、私自身の人生が大きく変わったためです。

20代後半までの私は、毎日を生きていくことだけでもつらい状況でした。気持ちのアップダウンが激しく、自分でも扱いづらい性格。物ごとに対しても冷めた部分があり、夢中になってやりたいことなどありません。当然のように恋愛もうまくいかず、半ば自暴自棄になっていました。

その上、大学卒業前後の歯科治療をきっかけに奥歯でうまく物が噛めなくなり、そのうち視力まで落ち、原因不明の体調不良や腰・肩の痛みが現れるようになりました。顔貌《がんぼう》までも変化しました。写真を撮られることが嫌で、なるべく写らないように逃げ回っていたのもこの頃。どんどん自分に自信が持てなくなっていったのです。診療室での元気な私を知っている人は、想像できないかもしれませんね（実は今でも写真は少し苦手です）。

「なぜ、わたしの人生はこんなにうまくいかないんだろう？」

これらの不調の原因は、「歳のせい」でも「メンタルのせい」でも片づけられない、と考えた私は、自らを治すために行動を起こしました。

歯科医学のほか、東洋医学、心理学を学び、答えを探しました。ウィンブルドン選手、柔道オリンピック強化選手などに同行し、メンタルトレーナーとして現場に立ったこともあります。そうやって、学びながら少しずつ自分自身をケアしていったのです。

周りが幸せになることに焦点を当てて積極的に行動し、学生の頃よりも楽しんで学びに打ち込んでいる私を見て、大学時代の友人は驚きを隠せないようでした。「あなたのこと勘違いしていた。ごめんなさい！」と泣いて謝ってくれたほど、私は変わったそうです。ちなみに友人によれば、学生時代の私は自分勝手で軽薄、人や物事に対して不真面目……という印象だったそう。改めて言葉にされると、さすがにヒドイ！と思います（笑）。

そんな経験からたどり着いた答えが、

人生を強運にする方法は「口もと」と大きく関係している、ということだったのです。

例えば、私が悩んでいた視力の低下や体調不良（不定愁訴）、肩や腰の痛みなどはすべて、歯科治療による奥歯の噛み合わせが原因で起こっていたことでした。改めて噛み合わせを調整し、噛む筋肉を緩めることで私の不調は徐々に改善していきました。ちょっとした口もとの不具合は、単なる気のせいではなく、カラダのどこかに必ず影響を及ぼしているのです。

またメンタルの側面から考えると、口もとからついこぼれる言葉にも、相当な威力があります。以前の私はそれに気がつかず、自分が発した言葉で他者や自分を傷つけていました。今は、自分の言葉で他者も自分も元気にすることができます。

カラダ的にも、精神的にも「口もと」を意識し、整え、改善するだけで、カラダの不調が減少し、人間関係も良くなる。それに気づいた頃から、だんだんと自分に自信が持てるようになりました。コンプレックスだった見た目さえ、実際の年よりも若くなり、好きになることができたのです！

そうなってくると、行動にも変化が現れます。仕事面での生産性やパフォーマンスも上がり、なんと収入アップにもつながりました。

あらためて、質問をさせてください。

あなたは今、毎日が生き生きと充実しているでしょうか？　実年齢よりも若々しく見え、活動的でしょうか？

それとも——老けて見られたり、疲れ気味でしょうか？

医学的にみると、「実年齢と生物学的年齢」は、まったく違います。実年齢とは、生まれた時から数えた実際の年齢。生物学的年齢とは、細胞レベルの内側の若さを言います。実年齢を変えることはできませんが、生物学的年齢ならいつからでも若返ることができる、私はそんな風に考えています。

もし現時点で老けて見られているという人も、安心してください。健康で若々しくなる方法を、この本の中にたくさん詰め込んでいます。

「いつまでも、若々しく活動したい！」
「もっと、自分に自信を持ちたい！」
「もっと、自分を成長させたい！」

けれど、私たちの日々は忙しく、仕事、家族や子ども、介護などで追われるように過ぎていきます。腰を据えて、どうすればよりよく生きられるのかじっくり考える余裕なんてない、というのもよくわかります。

さらに私たちは、自分に不都合なことは後回しや見ないふりをしてしまいます。「自分が感じる不調、不安」に向き合うことを避けがちです。不安や心配ごとと向き合うのは、勇気がいることで、怖いかもしれません。でも多くの場合、それは改善できるのです。

実際に歯科医院に行かなくても、ちょっとした正しい知識さえ知っていれば、頭痛、肩こり、腰痛などのカラダの不調をある程度軽減することができます。また子どもの集中力や慢性鼻炎などに口もとが大いに関係していることは、子育て中の方々にはぜひ、知っておいてほしい情報です。

人生は100年時代に突入し、医療の常識も大きく変わっています。どうせ、100歳まで生きるのであれば、**大切な人と最後まで、健康に生きたいと思いませんか？**

「口もと」は、食べる、話す、呼吸する、笑うなど、人間の生命やコミュニケーションに大きく関係している場所です。本書では、そんな「口もと」の環境改善を中心に、

「豊かで愛に満ち溢れた、自分らしい人生」になる要点をお伝えしていきます。

最後に、大切なことをお伝えします。学んだ知識は、実際に使わなければ役立ちません。

人は「知らない」→「知っている」→「使っている」の順番で行動しますが、多くの人は「知っている」だけで、「使っている」にたどり着いていないのです。ぜひ、あなたは得た知識を使って、未来をより良く変えてください。

少し風変わりな肩書を持つドクターのお話、と思って楽しんでいただければ幸いです。

さぁ、**「強運を呼び込む口もと」**にするための、旅の出発です！

第1章 強運を引き寄せる生活習慣

第2章 病気の正体を知る！ 自分の主治医になろう

第3章 免疫力アップで、感情がコントロールできる

第4章 モテる口もとで、恋愛を制す

第5章

最高の未来を創るメンタルトレーニング

第6章 口もとを変えて、人生が変わった症例

第7章 口もとで分かる「性格タイプ5つの特性」とは?

第1章

強運を引き寄せる生活習慣

1 口もとは人生のスタート地点

あなたは、どのような人生を送りたいでしょうか？

多分、もっと素敵な人生にしたいと願っているのではないでしょうか？


「人間は自分が考えているような人間になる」


アール・ナイチンゲールの言葉です。彼は「人間開発の神様」として知られており、全米トップの自己開発プログラムの創立者です。彼が言う通りに、あなたも自分が考える理想の人間になれるのであれば、それは素晴らしいことです。

それが、医療分野、心理分野でも繋がっている、「口もと」から現実のものになるのであれば、試してみる価値があると思うのです。

人は何をするのか？　より、「自分はどうありたい」が重要である、と言われています。人生を「再スタート」できるとすれば、何歳にもどり、どうやり直せばよかったと思うでしょうか？

残念ながら、私たちは過去には戻ることはできません。未来を変えていくことしかできないのです。人生を今よりも、もっと自分らしく、自分が望む形にしていくには、口もとを具体的にどうすれば良いのか、お伝えしていきます。

当院を訪れる患者さんや、カウンセリングを受ける方々は毎日が忙しそうで、日々がんばっている様子がうかがい知れます。

しかし、突然おそってくる無気力感、慢性的な疲労、何年も前からの目標がいまだに達成できないなど、いつの間にか先送りにし、思うように前に進むことができない方がほとんどです。

けれど、あなたが何歳であろうと、口もとを最適に扱うことができれば、人生そのものが素晴らしく変化していきます。

生物の発生学的にも、まずは口腔と肛門からできあがり、そこから長い年月をかけて進化しています。口腔という場所は、極めて重要な生命維持活動の役割があり、精神面でも健康面でも多大な影響をもたらしています。

実は、口もとは、**「精神やカラダの不調と、密接に関係していた」**のです。

その事実を知った上で、賢く目標に達成するのか？　もしくは、知らないまま、必死に頑張っていくのか？　どちらを選択するかによって、人生の質や時間の使い方が大きく異なるはずです。

口もとを変えれば、今の自分が想像できなかった場所まで、行くことができます。

これは、極めて大切なことなのです。

私が多くの患者さんを診て、実際に口もとの大切さを痛感したことを、具体的な事例もふくめ、各章に紹介していますので、ぜひ読み進めてください。

2 10項目「口もと幸せ度」チェック

○当てはまる、もしくは良い……2点
○どちらでもない、分からない……1点
○当てはまらない、悪い……0点

口もと幸せ度チェック

①～⑩の当てはまるところにチェックして、右端の欄に点数を記入しましょう。
それぞれの項目の点数を合計して、総合計点数を出します。
※どちらでもない、わからない場合は、1点にチェックしましょう。

点数	2点		1点	0点		
① 自分の唇	とても潤っている			乾燥している		点
② 呼吸	鼻呼吸			口呼吸気づけば口を開いている		点
③ 歯の色	歯がきれいと言われる			黄色い汚れている隠したい		点
④ 笑顔	よく人から褒められる			何も言われたことがない		点
⑤ 口ぐせ	ありがとう、幸せ、などポジティブな口ぐせが多い 人をよく褒める			疲れた、ダメなど愚痴や、ネガティブな口ぐせが多い 他人や自分を批判しがち		点
⑥ 食品購入時	毎回ラベル記載の内容を確認している			ほとんど見ていない		点
⑦ 口臭・清潔感	定期的に歯科でメンテナンスを受けている 息は、爽やか			1年以上、歯科医院に行っていない 口臭が自分でも気になる		点
⑧ カラダの酸化・糖化度	市販の菓子は食べない 果物を好んで食べる			スナック菓子やチョコなど市販のものをよく食べる		点
⑨ ほうれい線	ほとんどない			くっきりある		点
⑩ 姿勢	定期的に整体師にみてもらう 姿勢が良いと褒められる			姿勢を気にしたことがない 猫背や反り腰になっている		点
総合計点数	点					

【18〜20点】 大天使の口もと。

素晴らしい最高の口もとです。自分も他者も幸せにする「幸福を呼ぶ口もと」といえます。人を良い気分にさせる、楽にさせる言葉が自然と出ていることでしょう。キスをしたくなる、触りたくなる魅力的な口もとです。自信をもって、さらに磨きをかけてください。

【15〜17点】 天使の口もと。

素敵な口もとです。日頃から、他者に対する気配りも出来ているのではないでしょうか。しかし、あなたの魅力はそんなレベルではないはず。本来の口もとの良さを出し切っていないため、残念な結果になっています。外見も含め、素敵な言葉や、ポジティブなエネルギーがまだ隠れています。

♡【10〜14点】 普通の口もと。

落ち込むことはありません。日本人であれば平均です。これからが素敵な口もと作りの本番！

知識を学べば、価値観も習慣もグレードアップします。
どんどん人に羨ましがられる幸福な口もとになっていきましょう。
人生をより豊かにする口もと作りを楽しんでください。

【5〜9点】小悪魔の口もと。

がっかりしないでください。今まで口もとの重要性を知らなかっただけです。
人は自分にとって、関心があることにしか目を向けません。
「口もとなんて、気にしたことがなかった」というのが本音でしょう。
口もとを見直し、健康面も人間関係も豊かにできるのは、とても素敵なことです。

【0〜4点】悪魔の口もと。

まず、自覚しなければいけません。
あなたの口もとには、現在、悪魔が住んでいると思われます。
周りにいる人に迷惑をかけている可能性大です。
もしかすると周囲は関わりあいたくない、と思っているかもしれません。
でも大丈夫!!　気づいた今から**上がるだけ**です。

今日でキッパリと「悪魔とは、さよなら」しましょう。
＊点数で一喜一憂しないで大丈夫。ゲーム感覚で楽しんでください。家族や恋人、同僚など、仲間と一緒にチェックすることで、きっとビジネスやプライベートにおいて、幸福な出来事が舞い込んでくることでしょう。

3 未来を予言する口もと

私たちの環境は、多くの情報であふれかえっています。その量はすさまじく、一日のインターネット上の情報量は、なんと「平安時代の人の一生分」とのことです。

そのような膨大な情報源から、脳はいったい何を信じて良いのか？　何を優先的にすればよいのか？　と、蜘蛛の巣にかかった虫のように動けない状態です。

あなたの日常生活で、無意識にどれくらい考え、選択と決定を何回しているのかをご存知でしょうか？

人が一日に下す決定回数は、なんと3万5千回以上と言われています。

では、この数字は、いったい何をあらわすのでしょうか。

3万5千回は「決定疲れ＝ストレス」の数です。

つまり、一日の中で、決断の回数が多くなれば多くなるほど、たくさんのエネルギーを使っているのです。


「ストレス」を軽減させる最も簡単なことは、「言葉」を変えることです。

言葉は、口もとから発する素晴らしいコミュニケーションの道具です。

例えば、あなたの口癖が「私の人生なんて、どうせロクなもんじゃない」「どうせ、ダメに決まっている」「うまくいかない」だったとしましょう。

何気ない言葉であっても、あなたの脳は決して聞き逃すことはありません。従順に反応し、その目標に向かって、全力で精神（こころ）とカラダを変化させます。

そんなネガティブな言葉は、口にしていない、とこころの中で思ったあなた。実は、言葉に出さなくても同じなのです。頭の中で少しでも考えてしまえば、脳内には4ボルトの電流が走りぬけ、発した言葉通りになるような伝達物質を分泌するのです。

これはカラダの仕組み（メカニズム）であり、分かりやすく言えば、車のナビゲーションシステムと同様です。

一度ならまだしも、何年も繰り返されている口癖の場合、非常に危険です。人は「習慣にのっとって生活」しますから、長い期間続ければ、あなたの**口癖や思考は、良くも悪くも強化されていく**のです。

そして自分から「引き寄せた結果」とも気がつかないまま、あなたの人生は身動き取れないほどの、重い鎧を身にまとって歩くようになるかもしれないのです。

言葉は、「未来の預言者」です。未来は「あなたの言葉」で始まります。チャンスはいつでも、どこにでも転がっていて、何を選ぶか、どのような言葉を口にするのかで運命が決まります。

あなたの「言葉」が、あなたの未来を作り出すのです。

アメリカの自己啓発書作家、起業家でもあるアンソニー・ロビンスは、「あなたの使う言葉が、あなたの人生を操っている」と言っています。理想的な未来とはあなたが、「口もとをどう扱うか?」で決まるといえます。口もとを意識してアップグレードすれば、他者からうらやましいと思われる存在になるでしょう。詳しくは各章で、具体的に説明していきます。

4 口もとの魔力とは？

口もとが、あなたの生活に欠かせない部分であることは、日常では当たり前すぎて、注意が向いていなかったかもしれません。

口もとは魔法を生み出すような場所です。

あなたの人生そのものに、幸運をもたらしてくれる天使の住み家だと思ってください。信じられない人も多いと思いますので、具体的に3つの例を挙げます。

1番目に「笑顔」。微笑みは、人生の強力な武器でもあり、無敵のコミュニケーションツールではないでしょうか。どのような笑い方をするのかで、人間関係を大きく左右します。誰からも好感がもてる笑顔もあれば、なぜか怪しいと猜疑心《さいぎしん》を生んでしまう笑顔もあります。

2番目に「食べる」という行為です。生きて行く上で外すことが出来ないカラダの機能であり、食物は口からしか、入れることが出来ません。

食べものを粉砕し、唾液に含まれる消化酵素に混ぜることで、栄養分は小腸で吸収されます。口腔での、噛むという過程がなければ、吸収できないのです。どのようなエネルギー（食べ物）を、どのように入れていくこと（噛み方）が、最も効率的なのか？　本書で説明しています。

3番目に「呼吸」。呼吸も口もとが関係しています。生命維持活動において不可欠であり、日頃の呼吸の仕方が、あなたの健康面も左右します。

深い呼吸は、メンタル面で特に重要な部分であり、「瞑想」は、多くの方々の人生を変えています。アップルの創業者、スティーブ・ジョブズも日本の「禅」にハマっていたということです。

このように具体的な3つの役割からも、いかに口もとが人間にとって大切かがお分かりになったと思います。

そこで改めてうかがいます。今のあなたにとって、一番気がかりで、最も早く変えたいところはどこでしょうか？

人間関係なのか？　体調管理なのか？　精神状態なのか？　考えてください。

例えば、人からどう思われているかが怖いのであれば、自分の印象を変える笑顔の作り方を学びましょう。朝起きても疲れが残っているのであれば、口で呼吸をしていないのか、などに焦点を合わせます。

少しのことでイライラしたり、急に落ち込んだりしてしまうなどの、情緒的な部分、精神的部分も口もとが関係しているケースが多いです。

ゆっくりと呼吸を整えて、一人になれる場所に身をおき、自分の困っていること、将来不安なことを書き出してみましょう。

人は「自分で気がつき、認めた部分」しか、修正することができません。口もとの魔力を最大限に活かすために、あなたの何を変えたいのか？　どうしたいのか？　を明確にすることこそが、**変化のスタート**になるのです。

鍵は、この本の中に隠されています。あなたが日常生活に落とし込めば、思い通りの変化を加速することができます。その鍵を一緒に探し、輝かしい扉を開けるナビゲーションをしていきます。

5　こころの眼で見ると、口もとで性格が読めてくる

人は、たった2秒で判断を下します。あまりにも短い2秒という時間に、私たちの

歴史（人生）が刻まれています。

「こころの眼」をあなたは、どれぐらい鍛えているでしょうか？


眼力と口もとは、表裏一体です。


私は、心理学的な側面からの「適応性無意識」を重要視しております。

適応性無意識とは「人は状況に応じて、思考のモードを意識と無意識の間で切り換え、一気に結論に達する。たった2秒で判断を下す」ということです。

生物学的な歴史からみても、我々人類は目の前に現れた動物や状況を一瞬で判断しなければ、命に関わる環境の中で進化してきました。

たった2秒。その判断の遅れが、死に至る。そうやって危険から身を守ってきたのです。

ですから、**動物（人も含む）が感じる、「なんとなく」は最強の防御システムでした。**

しかし人間は文明の進化により、命に関わる危険なことが少なくなりました。特に日本は島国であり、危険な国と陸続きではないため、人類最強の本能的な部分を忘れています。学校教育においても、誰とでも仲良く、人とは争わないようにと教えられ、動物の本能部分が抜け落ちているような気がしてなりません。

とはいえ、嘆き悲しんでいる暇はありません。口もとから、相手を見抜くのです。**口もとを見るだけで、その人がどのような性格なのか？　どんな生活をしているのか？　分かればコミュニケーションも取りやすくなると思いませんか？**

例えば、口角が下がり、笑顔もひきつっている人。口を開けば他人の悪口や批判、良いことだってたくさんあるはずなのに、悪いことばかりに焦点を当てて、不安や泣き言、愚痴ばかり言っている人。こうした人の性格はあまり周りに好ましい印象を与えないでしょうし、嫌われ者の可能性が高いです。

口もとに締まりがなく、いつも半分開けている人は、仕事などに集中できないタイプなので、生活レベルも普通以下かもしれません。**口呼吸は、脳への影響も大きく、特に決断力、挑戦する力、忍耐力低下にも関わりがあるのです。**

口もとは、「人生の履歴書」です。今までの自分を、嘘偽りなく表わしてくれます。つまり、**人を見抜くには、動物的本能部分の「なんとなく」を大切にすること。**同時に口もとからの情報も受け取ることが、初対面での重要なミッションになります。

6 それって寿命？ それとも、口もとが原因？

さまざまな全身の病気が、口腔内の細菌と密接な関係があることをあなたはご存知でしょうか？

日本人の平均寿命は、男性・約81歳、女性・約87歳が２０２０年の統計で分かっています。なんと、女性の過半数が、約90歳まで寿命が延びています。ですから、人生１００年時代というのは、すでに到来しているわけです。

「人生50年」と言われた第2時世界大戦後の１９４７年（昭和22年）の日本人平均寿命は、男性が約50歳、女性が約54歳です。

昭和の時代でも、太平洋戦争の真っただ中であった１９４１〜１９４５年においての日本人の平均寿命は31歳。これは間違いなく戦死した方が多かったためです。

歴史を振りかえってみても、あっという間に、男女ともに30歳以上寿命が延びたわけですから、生活スタイルや世間一般の常識も塗り替えなくてはいけません。

ここで、日本の時代別平均寿命を紹介します。

旧石器時代15歳、子どもの死亡率が多かったため。弥生時代20歳、稲作の文化と新しい土器などの便利な道具が伝わり、少し伸びる。飛鳥・奈良時代は30歳、法律や身分が定められて貧富の差が開いたが、寿命は安定。しかし、争いごとや不作が続いた室町時代は、なんと平均寿命が15歳に。鎌倉時代は24歳、平安時代は30歳。江戸時代は32～44歳とかなり幅が広く、明治・大正時代の平均は44歳とはっきりした数字が出ているようです。

むかしは、現在のような医療分野の技術も乏しかったため、歯がなくなれば食べることが困難になっていたと思います。動物で例えるのであれば、捕食することができなくなれば、死という選択肢しか残されていませんでした。

ここで、考えてほしいのが寿命と健康寿命の違いです。寿命は、命が尽きる、心臓が止まるまでの時間を表したものです。注目すべきは「健康寿命」です。

健康寿命とは、「日常生活を制限されることなく、健康的な生活を送ることができる期間」、とされています。つまり、自分一人でお風呂に入り、食事や掃除、洗濯ができる状態であり、介護などの支援を受けずに、「自立した生活」を送れる人のことを言います。

日本人は、この健康寿命と寿命の差が大きく、男性が約9年、女性が約11年であり、男女ともに約10年が介護状態になっています。

小学校の6年間と中学生活の3年間を足してもまだ足りない10年間という長い時間を、病気に蝕まれた状態や、寝たきりということになります。

そんな状態になることを、誰も望んではいないはずです。では、どうすれば寝たきりにならないで生きられるのでしょう?

実は、**寝たきりや介護を受けている人には、共通点があります。**

それは、**若い頃からの生活習慣です。寝たきりの人は、歯が痛い、詰め物が取れた時にしか、歯科医院を受診していない人たちでした。**つまり、生命の入り口である口もとに対し、定期的なメンテナンスを怠っていたため、口の中に存在する歯周病菌を野放しにしていた方々です。

口腔内の細菌は、あらゆる慢性疾患を引き起こします。20年~30年かけて、口腔内だけでなく、カラダそのものが犯されている状態になります。

ですから、寝たりきりの人の口の中は、歯周病や虫歯、噛み合わせの異常などでボロボロに壊れている、という共通点があるのです。

具体的には、ガン、糖尿病、心筋梗塞、リウマチ、関節の痛みなどさまざまな病気が認められます。繰り返しますが、口もとをおろそかにしていた人が病気になります。結果的に自分の健康を失い、何らかの病気になり、医療費も多くかかることが、統計上分かっています。

あなたの寿命は、あなたの口もとの衛生状態、管理状態で決まります。口もとを機能的にも、見た目でも理想的に整えることができれば、じゅうぶん長生きできます。120歳も夢でないかもしれません。

口腔の大切さを、あなただけでなく、周りの大切な人にも、ぜひ教えてあげてください。それこそが、真の健康を保つ秘訣になるのですから。

7 自分の死をリアルに想像すれば、口腔内が変わる

あなたは自分の死を、リアルに想像したことがあるでしょうか?

このワークは極めて、効果的な心理療法でもあり、有名なベストセラー本のスティーブン・R・コヴィー著『7つの習慣』にも取り上げられている療法の一つです。

想像してみてください。

あなたはすでに死んでしまい、今日があなたのお葬式の日です。

自分の魂がカラダからでてしまい、自分の意識だけが宙に浮かんでいます。あなたは自分のお葬式を上から見ているとしましょう。

その時に、あなたは皆から、どのように言われているでしょうか？　というワークです。

弔辞を想像してもらってもかまいません。親しい人や家族が、あなたの生前をどのように話しているのか？を、思い浮かべるのもよいでしょう。

例えば、「○○さんはとても愛情深く、プライベートでも仕事でも多くの仲間に囲まれて、本当に素晴らしい人生を送ったと思います」と、言われるのか？

もしくは、「○○さんが仕事に忙しく、自分のカラダにムチ打って頑張っていたので、人生の最後には家族と共にゆっくりと過ごせなかった。心残りでしょう」と言われるのか？

「○○さんは若い頃から病気がちで、最後は寝たきりの10年間。家族の方々も、ご本人も大変だったでしょうね」と言われるのか？

これはかなり、大きな差だと思うのです。

口腔内にすんでいる細菌を甘く見ていると、人生の終末には「寝たきり人生」になってしまいます。人生の中盤であっても、慢性疲労やアレルギー疾患など、大変な苦労が待っているのです。

口の中の常在菌、特に歯周病菌は、全身疾患の病気、うつ病などを代表とする精神疾患にもかかりやすいことは、多くの研究でも立証されています。

あなたが、人生の最終章で、健康なこころとカラダを手にいれ、理想の人生を送りたいのであれば、このワークの弔辞を想像し、書き出してください。

そうすれば、あなたの人生は理想的なものになる準備ができた、ということになります。

口腔内の環境、言葉、食事などを見直していくことこそが、人生そのものを豊かにし、周りにも元気を与えられるようになります。

口もとって、あらためてスゴイ場所だと思いませんか？

8 周りを幸せにする、言霊《ことだま》とは

口もとと言えば、「言葉」です。**日頃発する言葉は、あなたそのもの**です。**「言葉が、行動と人格を作ります」**と、当院には貼ってあります。

間違いなくご自身にも、周りにも大きな影響を及ぼし、あなたを作り上げています。言葉は、ただ発する音でなく、生体を取り巻くエネルギー体のようなものです。想像してみてください。

例えば、電車の中であなたが座っていました。その隣の席に、ものすごく怒った人が座ったとしましょう。隣から、その怒りのエネルギーを感じたりしたことはないでしょうか？

また、久しぶりに会った友人が非常に落ち込んでいます。いつもはとても元気で、こちらがポジティブパワーをもらうぐらいです。しかし、親しい人が亡くなったばかりで、悲しみの淵で泣いていたとすれば、やはり即座に察することができると思うのです。

言葉は、こうした人の感情をより明確に伝える入れ物です。感情は言葉にのって、相手にも自分にも届けるエネルギー体です。

威力は強力です。**「生かすも殺すも、言葉次第」**。

ですから日頃から、私たちは意図的に言葉を選び、周りを幸せにする心構えが必要だと思うのです。

「周りを幸せにする」とは、つまり、自分自身も幸せになるということです。その法則を知れば、きっとあなたの人生は、間違いなく理想に近づくはずです。

あなたの口癖はなんでしょうか？

家族や身近な人に聞いてみてください。あなたの言葉で、どのような人が元気になり、どんな人が自信を持てるようになったでしょうか？

もし、「疲れた」が口癖の人は、いつも自分に「疲れろ！」と命令していることになります。これは脳の特性なので、決して忘れないでください。

脳には大きく2つの特徴があります。

1、否定形を理解できない。

2、現実と想像の区別ができない。

つまり、「紫色のウサギを想像しないで下さい」と言っても、頭の中に浮かんでしまうように、否定形の言葉は使ってはいけないのです。

言葉にするのは、理想的な行動についてです。

「遅刻しないようにしよう」ではなく、「早めに家を出よう」。「ゲームをするんじゃない」としかるのでなく、「本を読んだらどうかな?」と言葉を置き換えてみてください。

言葉は眼に見えませんが、「言霊」のエネルギーが宿っています。

言霊とは、声に出した言葉が、現実の出来事に対して、何らかの影響を与えると信じられ、良い言葉を発すると良いことが起こり、不吉な言葉を発すると凶事が起こるとされています。古来むかしから、信じられていた不思議な力です。

現代においても、精神的にも、健康面の免疫力にも大きく影響があるということを忘れずにいてください。

言葉を選び、優しい気持ちを乗せて発することができれば、今日から「あなたと会うと、元気になる」、「また、あなたと会いたい」と思われる人になることができるでしょう。

第2章

病気の正体を知る！自分の主治医になろう

9 私たちの口もとは、激変していたと知ろう

この100年で、食生活も生活スタイルも、人類史上きわめて加速度的に変わってきています。何日もかかって運ばれた手紙も、今はメールで一瞬に届き、2週間歩いた江戸と関西間も、新幹線のぞみで3時間を切りました。

私が学生の頃、夏休みで大人気の熱海の海沿いを車で走っていた時のことです。夕方ともなれば渋滞は必至で、私もその中にいました。

そこにあった一つの看板。

「あわてるな　むかしはみんな　歩いてた」

いっこうに動かない渋滞にイライラしていた20歳の私は、その標語に思わず吹き出しました。確かに、アクセルを踏むだけで目的地に着く現代は、たとえ渋滞してもむかしに比べれば、はるかに速いのです。何年経ってもこの標語は刻み込まれ、我が子にも伝えています。

実はこの便利さが、私たちのカラダにも大きく関係していたのです。

第2次世界大戦以降、日本人の身長は約12センチ伸びました。歯の大きさも、身長と比例して大きくなっています。更に食生活の変化によって、大人の約80％の方が歯周病であり、それに伴う全身疾患が急激に増えています。

2020年日本の疾患ベスト5が、1位「ガン」、2位「脳卒中」、3位「急性心筋梗塞」、4位「糖尿病」、5位「精神疾患」と言われています。経済や医療が発展しているはずなのに、先進国で日本人だけが透析（腎臓の働きを人工的に補う治療）が増えています。他の国では減少しているガンが、日本人の2人に1人と高確率になっているのは、なぜでしょうか？

病気にも「原因と結果の法則」が当てはまります。

ガンになった、歯周病になった、糖尿病になったのは、突然、あなただけが雷に打たれたかのような運の悪さが理由ではない、ということなのです。大量に食べてしまえば太ってしまうように、**「過去に起こした行動で、今のあなたが作られている」**だけなのです。

あなたに必要なのは、まずこの因果に気づくこと。次に、わが身に起こったことを調べる際、さまざまな情報があふれかえる時代だと自覚し、鵜呑みにしないこと。疑問をもって、多角的に情報を収集することです。

そうすれば、医療にかかる際、ドクターに丸投げするのではなく、まずは自分で学ぶことが極めて重要なあなたのミッション（任務）だと分かるでしょう。

「自分のカラダのことは、自分が一番よく分かっている」のです。


口もとは、激変しています。

歯が並ぶ土手（歯槽骨《しそうこつ》）は、小さなアーチになっていて、本来育つべき大きさまで成長していません。もはや、日本人の4人に3人が歯列不正の状態に陥っています。

ですから最近では、顎が小さいのにもかかわらず、歯が大きくなり、まるで前歯がビーバーのように出ている子どもが増加していることも事実なのです。

私たちの口もとは、時代と共に絶えず、進化・適応しています。

「メンデルの法則」で有名な遺伝学の祖、オーストリアのグレゴール・ヨハン・メンデル博士は、

「この世に生き残る生き物は、最も強いものか？　そうではない。最も頭のいいものか？　そうではない。変化に対応できる生き物だ」

と言っています。

強くならなくても良いのです。ただ、急激な時代の変化を理解し、受け入れましょう。完璧でなくてもいいから、適応するのです。自分の人生に合わせて、カラダを守っていけば良いのです。

10 その皮膚炎、アトピー、カサカサは歯の金属が原因かも？

ある50代男性が、初診で当院を訪れました。彼の主訴（困っているところ）は、奥歯の詰め物が外れたことでした。彼の顔には全体に赤く湿疹があり、まだら模様のようになっていました。それは首や手の甲まで続いていて、赤く腫れている部分と、アトピー性皮膚炎のようにカサカサな状態が混在している状態でした。とても痛々しい感じです。

「（若い頃はそんな状態ではなかったが）ここ20年ぐらいはこの状態が普通なので、あまり気にはしていません」と、当の本人は何でもないような口ぶりです。

私は彼の口の中に入っているであろう、ある金属が想像できました。それは、「アマルガム」です。

鏡に向かって口を開けてみてください。あなたの歯には、金属が入っていますか？実は、イライラ、肌荒れ、認知症の原因の一つに、歯に詰められた毒性の高い金属があります。事実、彼の奥歯には多く存在していました。

アマルガムとは、非常に有害な金属の一つです。昭和生まれの方々の口に多く入っています。この金属には、**恐ろしい「水銀」**が含まれています。

水銀と言えば、ヒ素、鉛、などの有害金属の仲間であり、人体にとってかなり毒性が高いものになります。海外では当然、アマルガムの使用は禁止されていますが、現時点で、日本国内の歯科治療では禁止されていません。今日も日本のどこかでアマルガムが入れられているのです。

アマルガムは、詰めた直後は問題ないとされていますが、2～3年後には咀嚼《そしゃく》や唾液、食物などにより、腐食状態になり劣化します。

化学反応を起こした水銀の粒子や、水銀の蒸気は体内に流れ出して、アトピー性皮膚炎の炎症や、手のひらや足の裏などに、掌蹠膿疱症（しょうせきのうほうしょう）という、膿をもった水泡状湿疹があらわれることがあります。

先ほどの50代男性の口の中も、まさにそのアマルガムだらけであり、全部で28本ある歯のうち、12本にその有害な金属が入っていました。

アマルガムを2～3本ずつまとめて取り除いたのですが、その取り除いている最中にさえ、顔の赤みが減っていきました。全てを取り除き、アマルガム以外の金属もすべて非金属にしたところ、彼のカラダからは、謎の皮膚炎が消えることになったのです。一番驚いていたのは、彼自身でした。

11 あらゆる電波が歯の金属に反応している

実は私の口の中には、一本のインプラント（人工歯根）が埋め込まれています。左の下の部分、奥から2番目の歯が「チタン製の人工インプラント」です。

私の祖父は、明治生まれの歯科医師でした。祖母は眼科・内科医であり、2人は学生結婚したという昭和初期にはめずらしい情熱的な夫婦でした。

幼い頃から、身近に歯を治してくれる家族がいたことで、私の歯は積極的に削られ、現在であれば残せる歯も抜いていたと思います。祖父には感謝していますが、治療方針は、その時代によってさまざまな技法があります。

小学生の頃に抜かれてしまった歯が、どのような状態であったかは知る由もありません。しかし、そのおかげで私は、口の中の金属の恐ろしさを知ることになったのです。

歯科大生のころ、自分が奥歯の神経をほとんど抜いていることに気がつきました。その後、まだ30代になったばかりでインプラントを入れることになりました。

安易に入れたインプラント。その日を境に、私の不定愁訴との闘いの日々が始まったのです。

まず手術が終わり、麻酔が切れた直後から、謎の吐き気と気分の悪さに襲われました。左半分が、何とも言えない重さになり、頭痛もしました。担当医とその医院の責任者（院長）に連絡しましたが、「徐々におさまるから大丈夫」、とのこと。

確かに少しずつは改善していきましたが、右と左のカラダの感覚が違うし、左側の首から上の頭部分の重さときたら、言いようがないほど不愉快でした。それでも、もう少し辛抱すれば、きっと良くなるはず、とがんばって、ようやく骨が固まり、オペから2か月後に上部構造（歯として見える部分）を入れました。

「もうすぐ、この不快な現状から脱却できる、うれしい！」と思っていたのも、つかの間。上部構造を入れた帰りの電車から、さらに吐き気と倦怠感。視力も低下しました。今まで生きてきて、本当に不快なカラダの調子になったのです。

結果的に、その主治医の先生では不安になり、「人生は噛み合わせ」と言って、咬合《こうごう》と骨格、筋肉反射などの生体反応を診てくれる東京のドクターのもとに大阪から通いました。

おかげで今は、吐き気などはなくなりましたが、インプラントを入れる前のカラダと違うことは明白です。本当はインプラントを除去した方が良いのですが、オペ後2週間も続いた激しい痛みと、こぶとり爺さん並みに腫れた経験がトラウマになり、未だに除去していません。

そして、この体験後も、私のカラダに起こる異変がなくなったわけではありません。新幹線の中でも車の中でも、高圧電線の近くを通ると、インプラントが入っている左の耳の後部が、「ぴり！」と感じますし、携帯電話は左手で持つと、明らかに電気が溜まっていくように熱くなってきます。視力も左側が疲れやすく、肩こりも左側がひどいのです。

最近は、電磁波を散らすグッズも出てきているので、パソコンや携帯電話、テレビや電子レンジなどに、電磁波対策をしています。

誤解されないよう、インプラントについて補足しますが、当時使用されていたのは、チタン製のもの。２０２１年現在では、ジルコニアといって、非金属の生体親和性が高く電磁波の影響を受けない種類も出ています。

さらに、インプラントによって、噛める喜びや、食べる気力、生きるエネルギーをもらっている方々もたくさんいますから、自分のカラダに合った材料を選べば良いだけです。**インプラントという選択が、生きるために必要な人もたくさんいます。**

また、金属が口腔内に入っていなくても、目に見えない電磁波には気をつけてください。**特に受精〜妊娠中の女性、新生児〜10代の子ども、妊娠を望んでいる方は、せめてヨーロッパ基準の電磁波対策を心掛けてください。**あなたが思っている以上にカラダに悪影響がありますので。

12 口の中は「あなたの履歴書」

「先生、口もとをみるだけで私の性格が分かる、ってスゴイです」
「なんで、寝ている方向が分かったのですか？」

「なんで、腰が悪いって分かったのですか？」

私が当院で、患者さんから言われた言葉の一例です。

実は口もとは、あなたの人生が映し出されている言わば、口の中は、**「あなたの履歴書」**なのです。

普通の生活をしていれば「なぜ、口もとなの？」と不思議に思うかもしれません。しかし、歯科業界で3万人以上の患者さんの口を見て、今現在も自分が苦しんでいるからこそ、分かるのです。


診療室では「なぜ、この患者さんはこのような事（症状・状態）になったのだろう？」と意識して見続けていることで、共通点が分かります。

口もとや口腔内を見れば、性格の気質も分かりますし、逆もしかり。性格傾向を見れば、口の中を見なくても、もしかすると口腔内はこんな感じでは？ と、予測が立つのです。

あやしげな占いに行くよりも、現実的であり、実践的かつ効果的かもしれません。

13 あなたの悩みは歯が問題かも？

うつ病、肥満、生理痛、腰痛、片頭痛、不眠症、肩こり、口臭や体臭、イライラ、不安症、アトピー性皮膚炎なども、歯と関係していると言われています。なぜなら口腔内は、自律神経や、精神面、骨格の歪みなどと密接な関係があるからです。

自律神経は、生命維持には欠かせない重要な役目があり、呼吸、内臓の働きや血液の循環など、意識的にはコントロールできない分野を担っています。「うっかりして、息をすることを忘れていた」と、死んでしまう人がいないのは、これが自動的に働いているからです。

自律神経は、交感神経と副交感神経の2つに分かれています。

交感神経は、またの名を「闘争神経」。大昔で言うと、マンモスなどの獲物を捕らえる時や、危険な敵と戦う時に優位になる神経です。この交感神経が活発になると、唾液の分泌は減り、ネバネバになります。初めての体験で口の中がカラカラになるような、過緊張状態時のカラダの変化がこれにあたります。

副交感神経は、食事やマッサージなど、リラックス時に優位になります。消化液の分泌増加、蠕動《ぜんどう》運動などの内臓の働きも活発になり、副交感神経優位の唾液は、サラサラしています。興味深いことに「唾液」だけは、交感神経優位な時も、副交感神経が優位な時も、その時の状況によりどちら側でも反応し、分泌を促すのです。

うつ病などの精神疾患の方に多く見られるのが、就寝時の食いしばりです。夜間だけでなく、昼間の噛みしめ（食いしばり）も無意識に行っているため、四六時中カラダは緊張し休まることができません。無意識なので厄介です。

また、不眠症などの問題も抱えている場合が多く、内科や精神科で出された睡眠薬を服用することが症状を悪化させていることも少なくありません。

次に肩こり。私も含め、多くの人を悩ませているのではないでしょうか？

携帯電話やパソコンの普及にともない、前かがみ気味になり、猫背やストレートネックになっている方が増えています。改善するには日頃から、自分の姿勢に気を配り、体重が主にどの部分にかかっているのかを把握することが必要になってきます。

当院ではまず、カラダの土台となっている足のくるぶし内側にある距骨《きょこつ》という骨の歪みを整えることで、カラダの中心に軸を移動させます。こうすることで一番楽な姿勢をとれるようになるのです。即座に、噛み合わせが変化するため、患者さんは驚きますが、一過性のものなので習慣化しなければ、元に戻ってしまいます。

14 顔のかたちはどのタイプ？

あなたは理想の顔（顎）の形をしているでしょうか？

顔（顎）の形は、逆三角形、丸型、卵型、エラ張り（ベース）型、面長、ひし形、四角型、しもぶくれ型（三角型）の8つのタイプに分けることができます。

ここで注目すべき点は、顎の骨の形と筋肉の付き方です。なぜならば、顎の左右のバランス、大きさ、筋肉の付き方こそが見た目の印象を大きく左右しているからです。そしてなんと言っても、それらは髪形やメイクではごまかし切れません。


顎の形なんて整形でもしない限り変わることはない、と思っていませんか？

実は、顎の形も変わるのです。大人も子どもも。特に発育段階、小学生くらいまでは著しく変化します。**大きく影響するのは、やはり「噛む」こと。**現在の子どもたちは極端に噛む回数が激減し、硬い食材を避ける傾向にあるため、頭の部分が大きく、顎が細く尖っている逆三角タイプが増えていくと予測できます。

さらに、顔と顎の形には、あなたの日頃の癖や噛み方はもちろん、将来の病気さえ、表れているのです。

当院では初診時に、まず患者さんの顎の筋肉、後頭部、耳の後ろ、頬、顎関節部、頭全体の触診を行い、筋肉の張り、硬さ、厚みなどを診ます。少しの力で触っただけで、「痛い」と悲鳴を上げる人、または、触っている感覚もないほど筋肉が硬直し血流が滞っている人は、将来、病気になるリスクが高い人であり、要注意です。

また、カラダは痩せているのに顔だけがむくんでいる人や、触診すると骨格は細い顎の形なのに、ホームラン王だった王貞治さんのようにエラの張ったホームベース型の方もいます。私自身も20代の頃、歯科治療で噛み合わせが変わったとたん、本来は卵型だったはずの顎の形がベース型になり慌てたことがありました。

現代はスマートフォンやパソコンの普及とともに、夜間の「食いしばり」も多くの人に見られるようになりました。

それらを使うとき、私たちはどうしても前かがみになります。頭の位置が前下方になることで、頭を支える首の筋肉が疲れます。頭の重さは、自分の体重の10分の1と言われており、50キロの人は5キロ、70キロの人は7キロの重さということになります。そのような重いボーリング玉のようなものを支えるのですから、首だけでなく、噛む筋肉部分（咀嚼《そしゃく》筋）や背中にある僧帽筋《そうぼうきん》、首から胸にかけて繋がっている胸鎖《きょうさ》乳突筋《にゅうとつきん》まで、すべてに絶えず負荷がかかります。筋肉は硬くなり、血行も悪くなります。その結果、「老廃物」が溜まります。その老廃物を流すために、夜間の食いしばりという、筋肉の収縮運動が起こると言うわけです。

食いしばりや歯ぎしりの自覚があるなしにかかわらず、約70％以上の方が夜間、歯と歯を接触させて噛みしめています。

生理的な食いしばりは、ストレスの解消や、血行状態を改善するためにも必要な行為でもあります。しかし、**過度な食いしばり（歯ぎしりなど）は、現代病としても急増し、顔や顎の形に変化をもたらす要因と言えます**。

もしかすると、あなたの今の顔の形は、あなた本来のものではないかもしれません。まずは、自分の昔の写真などと見比べて、元の顔の形と同じなのかを確かめてください。

そして、顎周辺の筋肉が張っていないか、硬くなっていないか、触ってみてください。もし、硬さを感じたら、お風呂に入った時などにしっかりと揉みほぐすことをお勧めします。

顔や顎の形は、日常生活の癖、噛み方、飲み込み方、寝方（寝相）、姿勢、怪我、外界からの刺激などにおいても、容易に変わってしまうということをくれぐれも覚えておいてください。

15 ストレスで虫歯になる理由

あなたは何故、虫歯になるか知っているでしょうか？

「歯を磨かないから」「甘いものをよく食べているから」、というのがこれまでの常識でした。しかし、虫歯の原因も変わってきています。

実は**「ストレスも虫歯になる」**のです。

私は、メンタル歯科医として患者さんの全体（全身）を診ることに徹しています。何事も「木を見て森を見ず」ではいけないのです。

カラダ全体の神経や血管は、全てが複雑に繋がり、生命を営んでいます。人間の血管の長さ（毛細血管も含む）はなんと、地球2周半という想像を絶する長さです。もちろん歯の中にも血管と神経が通っており、歯を支える歯槽骨《しそうこつ》の中でも繋がっています。例えるならば、サツマイモが土の中で繋がっているような状態です。

私たちは寝ている時、無意識の状態になります。その際に起こるのが、顎の噛みしめ運動（歯ぎしり）という生理現象です。これは、赤ちゃんから総入れ歯のご高齢の方まで、すべての人に起こります。

過度な噛みしめの大きな要因の一つはストレスだと言われています。その力は成人男性であれば、奥歯でなんと約100～150キロ、女性で華奢な人でも、約50～100キロ。かなり大きな力が、無意識下で歯に加わっているのです。

歯の表面を電子顕微鏡などで見れば、「マイクロクラック」と呼ばれる無数の亀裂を確認することができます。マイクロクラックが、慢性的にできるようになると、やがて大きな亀裂になります。

鏡で歯を見てください。うっすらと縦の線が入っていないでしょうか。ご高齢の方であれば、その亀裂に色がついてしまい、茶色の筋になってしまっているかもしれません。最悪の場合、歯が割れてしまい、温存が不可能になるケースもあります。

また噛みしめによってできた亀裂には、口腔内の虫歯菌などが入り込みやすく、どんなに丁寧に磨いていても虫歯になるリスクが高まります。ストレスによる虫歯はこうして引き起こされるのです。

就寝時のマウスピース（ナイトガード）装着や、顎や首、頭、肩の筋肉をマッサージで日常的に緩めること、寝る姿勢の改善など、対処方法はいくつかありますので、気になる方はぜひ実践してみてください。**マッサージ方法は、7章を参考**になさってください。

16 虫歯になる人の8つの共通点

私は歯科医師という職業についてから、さまざまな患者さんの口腔内を診てきました。その数は約3万人以上、延べ人数にすると約20万5千人以上にもなります。

中には、ほとんど歯を磨かなくても虫歯や歯周病にならない人もいますが、その逆で、磨いているのに虫歯になるという人がいます。
「先生、私は毎食後、20分も磨いているのに、なぜ虫歯になるのですか？」と困惑して聞いてくる患者さんもいらっしゃいます。結論としては、歯磨きの仕方だけが原因ではない、ということです。

カラダのどこかに異常があったとして、たった一つのことが原因という事はまずあり得ません。多くの場合、さまざまな要因が絡み合っています。歯も同様です。

ここでは、そんな虫歯になりやすい人の8つの共通点をお伝えします。

①甘いものが好き

甘党な人は要注意です。現代は老若男女を問わず、甘いものの誘惑にあふれています。糖質の過剰摂取は、虫歯や肥満の原因になるだけではなく、カラダを酸化させ、血管までもボロボロにしてしまいます。

口腔内をきれいに保ち、かつカラダも若々しく維持したいのであれば、人工的に精製された糖質は制御し、フルーツやサツマイモなどの自然な甘味を味わいましょう。

糖分の摂取をコントロールすると、劇的に虫歯が無くなったという統計結果が出ています。詳しくは、小峰一雄先生の『自然治癒力が上がる食事』（ユサブル出版）をお読みになってください。私が尊敬するドクターの一人です。

② 炭水化物が好き

白いお米、白いパンが大好きな人には言いづらいのですが、お米もパンも炭水化物。つまり、「炭水化物＝糖質」です。

そこで、お勧めしたいのが「玄米」。同じお米でも、雲泥の差があります。玄米は、栄養分も豊富で、なにより咀嚼《そしゃく》回数が増えます。噛むことで「唾液」の分泌が促進され、口腔内の細菌もコントロールされ、虫歯にもなりにくくなります。他にも消化吸収の向上、免疫力や記憶力アップなど、健康に与える影響が大きいのです。私も出産後、日本原産の無農薬玄米に切り替えました。

「美味しくない」という方もいらっしゃいますが、一晩水に浸してたっぷりと吸水させ、圧力鍋や土鍋を使って多めの水で炊くと、玄米は非常に美味しくいただくことができます。現在は玄米モードがついた炊飯ジャーもありますので、ぜひ挑戦してみてください。

③水以外の飲み物が好き

喉が渇いた時の飲み物は、「水」が一番です。しかし、宣伝などの刷り込みにより、水以外の飲み物を選ぶ人が増えています。特に暑い夏になれば、塩分の補給や疲労回復効果を期待してスポーツドリンクなどを常用する人も多いのではないでしょうか？　ただ、そこに多分に糖類が含まれていることを忘れてはいけません。水代わりに飲み続けていると虫歯だけでなく、糖尿病になるケースもあるほどです。

甘いジュースや炭酸飲料を口腔内に入れれば、一気に口の中は酸性に傾き、歯の表面が溶けてしまいます。特に寝る前に、甘い乳酸菌ドリンクを飲ませていた子どもは、永久歯が生えそろう前から、すでに虫歯になっています。

現代では、家庭用の浄水器もあり、水道水でも塩素を取り除いて安心して飲めるようにできます。毎日摂取する水分ほど、配慮してみてください。

④すっぱいものが好き

酢を常飲している、梅干しやレモンなどが大好きで、毎日食べている人は要注意です。普段の口腔内は、中性のpH（ペーハー）7前後に保たれていますが、pH5、5以下になると歯は溶けやすくなります。口の中が酸性に傾く時間が多ければ多いほど、歯の表面のエナメル質が溶けてしまいます。

これには、「酸蝕症《さんしょく》」と名前がついているほどです。虫歯は細菌が関与していますが、酸蝕症は虫歯菌とは関係がなく、一番多い原因は、酸の強い食品の取り過ぎです。どんなに好きな食べ物やカラダに良い食品でも、何も考えずに、何年も続けて食べることで、思いもよらない歯のダメージになることも覚えておいてください。日頃から「食」を意識し、まんべんなく食べることを心掛けましょう。

⑤口で息をしている

口で呼吸をすることを、**「口呼吸」**と言います。

本来であれば、私たち動物の呼吸は「鼻」でします。もちろん、意図的に瞑想やヨガなどの呼吸方法として、鼻から吸って口から吐く、という場合もありますが、**「鼻呼吸」が好ましい**とされています。

しかし、現代人には、口で呼吸する人が急増しています。いつも口を開けていれば、口腔内も喉の奥も乾きます。特に前歯の表面が乾いてしまうことで、口腔内の細菌がこびりつきます。その結果、虫歯になりやすくなります。

最も危険なのは、就寝時の口呼吸です。夜の時間は長く、唾液もあまり出ていませんから、これに拍車をかけ、虫歯や歯周病だけでなく、無呼吸症候群や免疫力の低下も引き起こします。

⑥ 超楽天思考

とても前向きで超ポジティブ。良くも悪くも「小さなことにクヨクヨしない」という特徴です。

中には歯が欠けたり、しみている、噛むと痛いという症状があっても、気にしない人がいます。あまりに放置状態が続いてしまうと、来院した際、抜歯の選択しか残っていないこともあります。

前向きに考える点は長所でもありますが、何もかも自己判断で、カラダや歯が壊れるまで放っておくことは避けましょう。歯も車の車検と一緒です。自分という人生の乗り物を定期的に整備してあげてください。

⑦ ストレスが多い

日頃からのストレスを溜め込むと、カラダも過緊張状態に陥ります。

筋肉も硬くなり、血流も滞ります。その状態が何年、何十年も続けば、脳梗塞や脳血管障害などの生命にも直接かかわる病気にもなります。

もちろん、歯への影響は前述のとおりです。仕事やプライベートでのストレスを少しでも減らし、夜間に起こる過度な食いしばりによる、歯の亀裂を防ぐことなどが大切になります。

⑧ 歯磨きが下手

「磨いている」と「磨けている」は全く違います。

人は、自分のことは自分ではよく分からないものです。磨いているつもりでも、ほとんどの人には特有の癖があり、同じ場所を何年も飛ばして磨いたりしています。

3か月に一度は歯科医院に行き、自分の磨き残しが分かる歯垢の染め出しをしてもらい、歯科衛生士さんに定期的に指導してもらいましょう。

虫歯の原因が、単に「磨いていないから」という時代は終わっています。歯磨きやその他の生活習慣、夜間の食いしばりの緩和（防止）も重要です。**それらを包括的に指導してくれる歯科医院を見つけることは、一生を自分の歯で過ごすための近道だと言えるでしょう。それは歯を守るだけでなく、未来の病気も防ぐこと**に繋がっていきます。

17 その頭痛・腰痛は歯が原因かも

頭痛や腰痛は、実は噛み合わせに深く関係しています。当院でも、噛み合わせを調整しただけで、腰痛がラクになった、生理痛や頭痛がラクになったという人が多くいらっしゃいます。

私たちのカラダは、無数の骨がフレームのようになっていて、それぞれ絶妙な位置に臓器や筋肉がついています。カラダ全体を支える大きな柱は背骨ですが、その中には無数の神経と脈管が張り巡らされています。

人間の頭部の重さは、前述の通り、体重の約10%だと言われます。50キロの女性なら約5キロの重さ。それを支えているのが、背骨と周囲の筋肉なのです。

想像してみてください。5キロのコメ袋を頭の上に乗せて運ぶとすれば、かなりの耐久力とバランス感覚が必要になるでしょう。私たちのカラダは些細なことでも「バランスが崩れない工夫」の元に成り立っているわけです。

当院でよくあるケースが「今まで何の問題もなかったのに、急に噛み合わせがおかしくなった」というもの。その時、ここ最近で、誰かに押された、子どもが急に飛びついてきた、枕が変わった、変な場所で寝た、どこからか落ちたかなどの、質問をします。

すると、かなりの割合で追突事故のような、首に衝撃や負担のかかる出来事に遭遇しているケースがあるのです。その場合、腰痛の併発も多くみられます。

上顎は頭蓋骨についていますが、下顎は筋肉でついています。つまり、下顎の部分は、容易に動かせることもできれば、生活習慣や何かの衝撃で曲がってしまうこともあるのです。

18 口腔内と胃腸がきれいな人は爽やか

最近は一般常識としても、腸内細菌を増やすとか、腸を整えることが、健康につながる大切な要素だと知られるようになってきました。

もっと言えば、腸に届くまでの「栄養と酵素」の環境こそが、非常に重要です。人間が食事から摂取する栄養は、まず口で咀嚼《そしゃく》するという行為を経て、胃↓小腸↓大腸↓排泄の過程でカラダ全体に運ばれます。つまり、全てが繋がっているのです。

特に食事の入り口である口腔内では、食物を細かく粉砕して「唾液」という消化酵素と合わせるという、極めて重要な任務が行われています。それがしっかり果されないと、その後の胃や腸での分解も、うまく機能しないのです。

理想的な環境によって、栄養の消化吸収ができ、きちんとした排泄ができていれば、実はお小水（小便）や大便さえも、無臭、もしくは良い香りがします。

もちろんそんな時は、口臭や体臭も爽やかでいい匂いがします。歯をしっかり磨いていても、口臭（息）が「ドブ臭い」と感じる人は、胃腸の環境が良くないケースが多いのも事実です。

想像してみてください。あなたがある川の下流に住んでいるとします。上流に住んでいる人が、汚いものを流し続けていたならば、あなたが住む下流に流れてきた水は、どのような状態になっているでしょうか？

つまり、人間のカラダも一つの川なのです。

「**上流が口腔であり、下流が大腸**」

きれいな水を下流の人にも届けてあげるには、まず、口の役割を理解することが先決です。質の良い食材を口に入れ、それらをしっかりと噛んで唾液を出すことがあなたの健康に直結しているのです。

腸内細菌も大切ですが、**その前にすることは、正しい噛み合わせで、正しく咀嚼《そしゃく》（噛み方）し、正しく嚥下《えんげ》できる（飲み込める）こと**です。

19 自分の機嫌を上げる方法

私は最大のミッションとして、「自分の機嫌を良くしておく」ということに、かなり気を使っています。

なぜならば、この機嫌というものは、こころとカラダの状態をダイレクトに反映し、人間関係や仕事、プライベートな部分の恋愛や結婚生活などを、大きく左右するからです。つまり、機嫌によって日常生活そのものが、別物になるのです。

「機嫌」とは、快・不快などの本能（感情）の部分であり、表情や態度にあらわれる気分の良し悪しのことを言います。朝起きた瞬間に「今日は調子が悪そう」とか「今日はイヤなことが起きそう」などと思っただけで、実際に自分が想像したとおりの状態になるという研究結果まであります。

ですから起床時には、嘘でもいいから「今日は調子が良い」「今日は仕事がスムーズにいきそう」と思うことが大切です。もう一度強調しますが、嘘でも良いのです。「今日は、良いことが起こりそう」「素晴らしい一日になりそう」「新しい出逢いがありそう」など、声に出して起きることをお勧めします。ベッドや布団の中から出る時に、自分の声を心やカラダにそれを聴かせてあげることが、一日の生産性やモチベーション、さらにカラダの免疫力にも深く影響を与えるのです。

日本でも有名なある精神論者の方は、幼い頃から虚弱体質で、カラダの調子が良いなんてことはほとんどなく、大人になってからも不調な時が多いそうです。しかし彼は、毎朝こう言います。

「今日も絶好調！　今日も絶好調！　今日も絶好調！」

すると、不思議とカラダが楽になるそうです。

やはりそれでも病気がちで、今も時々入院もするそうですが、彼が入院するとその病室はとてもにぎやかになります。看護師さんたちも患者さんたちも集まって来て、皆が笑顔になるそうです。

つまり、人の機嫌は、その人だけのものではない、ということです。

人生とは、谷あり山あり、時には遭難することもあります。でもだからこそ、楽しいと感じるのではないでしょうか。いつもうまくいっていたら、人は大切なことに気がつかなくなってしまいます。不調な日こそ自分の身の周りを見渡して、「こんなに幸せだ」「私は今、生きている」と、**周りの人や環境に感謝していける気持ちを持つことが**、大切だと実感しております。

「**自分の機嫌は自分でとる**」。そして、あなたの笑顔を周りの人に届けてあげてください。その笑顔で、今日一日生きていけるエネルギーを、希望や勇気を、周りの人におすそ分けできるのです。

人って、そんな風に繋がれるからこそ、動物の中でも特別な能力を持てたのではないか、私はそんな風に考えています。

第3章

免疫力アップで、感情がコントロールできる

20 老けて見られるのは、もう卒業しよう

あなたは実年齢より、若く見られるでしょうか？　それとも、老けて見られるでしょうか？

「実年齢≠生物学的年齢」

実年齢というのはご存じの通り「生年月日から数えた年齢」のこと。対して、**生物学的年齢とは、簡単に言えば「カラダの老化度」**です。生物学的年齢が実年齢を下回ると若く見られ、上回ると人は老けて見られます。

これは、単なる見た目だけの問題ではありません。カラダ内部の動脈硬化や、生活習慣病などのさまざまな病気にも関連し、見た目の若々しさと生体内部は、比例関係であると、多くの研究で判明しています。

今のあなたの見た目は、**「体内の老化度を映している鏡」**というわけです。

よほど貫禄が求められるような職業でもない限り、ほとんどの方は若く見られることを望んでいるように思います。

そこには、生物学的な理由があります。野生動物は「自分はまだまだ元気で、子どもを作れるぞ」「健康な子どもを産めますよ」と、積極的に自分の強さや子孫繁栄の能力をアピールします。それは、たいてい見た目の美しさや、動きの機敏さなどで表されますが、人間においても同じことが言えます。

ビジネスにおいても、疲れきって活力がないように見える人よりも、容姿などの見た目もよく、若々しく見える人の方が、「仕事ができる人」と見なされる傾向が強くあります。

この現象は「ハロー効果」と呼ばれ、相手の特に目立つ一つの特徴によって、相手の印象を決めてしまう心の動きをいいます。ですから、第一印象（初対面）で魅力的に見える人は、全ての面において、素晴らしい人に見えてしまうということなのです。

40歳を過ぎての、中学時代の同窓会のこと。会場スタッフの方に、「これは何の集まりですか？」と聞かれました。「さまざまな業種の方がいらっしゃいますし、年齢もバラバラなようにお見受けしますので……」と不思議そうでした。

私が、中学時代の同窓会だと答えると、「では、あの人が先生ですね？」と指示した方を見ると、それは恩師ではなく同級生。思わず笑ってしまった覚えがあります。

診療室でも同様なことが起こります。新しい患者さんが来た際、まずカルテの生年月日を確認するのですが、明らかに「カルテの記載が間違っているのでは？」と思うほど、生年月日と見た目やカラダの動きにギャップのある方がいらっしゃいます。

実際は80歳なのに、60歳にしか見えない人には、「本当にお若くて、ビックリしました」と素直にお伝えします。そして、何が好きで、どのような心構えで生きているのかをさりげなく聴いています。

すると、実年齢よりも10歳以上若く見える患者さんの共通点が浮かび上がってきました。

1, いつも何かに夢中であること

2, 素直に他者の意見も受け入れてから、自分のフィルターにかける

3, こだわりはあるが、執着せず、柔軟性がある

4, 好奇心が旺盛であり、挑戦し学び続けている

かの有名な米国の実業家ヘンリー・フォードは、こう言っています。

「20歳であろうが、80歳であろうが、学ぶことをやめた者は老人である。

人生で一番大切なことは、若い精神を持ち続けることだ」

この考え方はメンタルトレーナーとしての観点からも、大いに納得できます。こころのあり方や生きる姿勢が、想像を絶するほど強烈なエネルギーになり、内側から溢れるのだと感じます。

実際に定年退職後、家に引きこもっている方よりも、第2の人生として、何らかの仕事についたり、地域のコミュニティグループに所属している人の方が、見た目も若く、認知症やガン、糖尿病などの発症が少ない統計が出ているのも事実です。

たとえ、あなたがある程度の年齢になったとしても、遅くはありません。素直で好奇心をもち、夢中になれることを見つけ、学び続けている患者さんの共通点は非常に奥深いものです。

「老いとは、学ぶことをやめたとたんに、やってくる」

この法則を忘れない限り、あなたのこころは若々しくあり、それに比例して生物学的年齢の時間さえも巻き戻してくれるはずです。

では、どうすれば若い精神を持ち続けることができるのでしょう。

私はまず、「言葉」にその鍵があるのではないか、と考えています。**「もう歳だから」「もう若くないから」**という言葉が、口癖になっている人の見た目を確認してください。言葉通りのはずです。

もし、あなた自身が使っているとすれば、**今日でその言葉は「封印」しましょう。なぜならば、人は「自分の発した言葉通り」になるからです。**好ましくない言葉は、口にしないことが賢明です。

実年齢は無視して、自分で自分の年齢を決めましょう。

まず、マイナス5歳を目指し、もっと欲張ってマイナス10歳、いいえマイナス20歳も夢ではないと強く感じております。

21 マイナス思考は「死のウイルス」になる

人は自分が信じたいことは信じ、自分が信じたくないことは信じないという特性があります。

「病は気から」。誰もが知っている諺《ことわざ》も、まさにその通りです。

会社（学校）を休みたい、具合が悪くなれば休む理由ができるのに……と思うとあなたが思う通りになることがあります。気が進まない、イヤな約束がある日に限って、体調を崩しやすいのも同様です。気持ちが直接あなたのカラダに影響し、実際に具合が悪くなるのです。

その反対に、本当は調子が悪くて仕方がない状況でも、気持ちを整え、こころのストレスを軽減してあげれば、いつの間にか頭痛が消えた、熱が下がったなどの状態になることも多々見うけられます。

つまり、人間というのは自分の考え方や、気の持ちようで、カラダの調子さえも変えてしまう生き物なのです。多くの思い込みによる実験の中から、ここで2つのエピソードをご紹介しましょう。

〈ブアメードの血の実験〉

19世紀のヨーロッパで行われた「ブアメードの血の実験」。所説ありますが、有名な話です。

死刑囚のブアメードは、ある実験に協力することになりました。「人間が生きる為には、体重の10％の血が必要である」という、その当時の定説が本当かどうかを調べる実験だと聞かされていました。

医師たちはブアメードに目隠しをして、手足を縛り、横にならせました。次にブアメードの足の指にメスを入れ、足元にある容器に「ポタッ、ポタッ……」と液体が落ちる音を聞かせたそうです。

さらに医師たちは一時間ごとに、足元の容器に溜まった液体の量を読み上げました。ブアメードに出血量が死に近づいていることを意識させたのです。結果、ブアメードは死んでしまいました。

しかし、実際にはブアメードから血液は一滴も出ておらず、「ポタッポタッ……」という音は、ただ単に水を垂らしていた音だったのです。つまり、ブアメードは「自分は血を抜き取られて、死ぬのだ」という恐怖の思い込みだけで、死に至ったというのです。

〈レントゲンの入れ替え事件〉

ある大学のうわさに聞いた話です。むかし、本来あってはならない事件が起きました。胃がん末期の患者さんと、軽い胃潰瘍の患者さんのレントゲンが入れ違ってしまったのです。

数か月後のこと。胃がんだった患者さんは、担当医から「あれ？　良くなっています。心配いりません」と言われ、劇的に回復していきました。逆に軽い胃潰瘍だった患者さんは、「末期がんです」と宣告されてしまい、いつの間にか本当にガンになってしまったそうです。


少し驚かせてしまいましたが、これらが事実であるにしろ、そうでないにしろ、人間は自分の思い込みによって、精神や、細胞そのものに多大な影響を与えてしまうという現実があります。それだけ、私たち人間という生き物は、自分のこころ（気持ち）に忠実なものだと言うことを決して忘れないでください。

実在するウイルスよりも、思い込みによって自分で作る「死のウイルス」の方が、遥かに恐ろしいと、私は感じています。

22 わがままで生きていくと魅力的な口もとになる

日本では「わがまま」と聞くと、「自分勝手で人のことを考えない人」というイメージが強いのではないでしょうか？　私の周りには本当にわがままな人ばかりがいますが、皆とても個性的で魅力的な方ばかりです。

「わがまま」という定義は、人それぞれ違うかもしれません。私のメンター（師匠）によると、「わがままに生きる」ということは、まず自立していること、自分の考えをしっかりと持ち、それを実行するエネルギーや行動力があること、問題が起こった時などに柔軟に対処できること、だと言うのです。

そうなると〝わがままになる〟には、なかなかの覚悟がいります。自分が一度、口に出してしまった事には責任を持たなければなりません。「口は禍の元」にならないよう周りに配慮することも必要です。こう考えると、わがままで生きるとは、決して「自分のことばかりを考える」という意味ではないと思うのです。

例えば、あなたは大切な人に対し、面と向かって言いづらい言葉を言えるでしょうか。すぐにわかってもらえなかったとしても、将来、その言葉を思い出すことが相手の幸せに繋がるのであれば、ストレートに伝えなくてはいけないときもあります。たとえそれがあなたの「わがまま」のように聞こえたとしても、こころからの慈しみであればいつかは伝わるはずです。**日頃から言葉を鍛錬しておくことも必要**でしょう。

若く見える人の共通点でもある、自分が夢中になるものを見つけることもわがままに生きるために大切な要素です。そして、できればその目的に向かい、一緒に突き進む仲間の存在も大切です。時には涙ながらに、時には喧嘩してでも、自分の思いをぶつけられる関係が、より良い「わがまま」を生むのに不可欠だと思います。

うまくいかないのも、誰かと衝突するのも、はじめは当たり前のこと。プロ野球のピッチャーだって練習もしないでストライクが入るようになったわけではありません。当然のことを大人になると忘れてしまいます。それでも挑戦し続ける「わがまま」の力が、あなたをより魅力的にするのではないでしょうか？

しっかりと身につけてしまえば、わがままはあなたの魅力になります。あなたなら、きっとできるはずです。

仕事面でもプライベートにおいても、口もとは肝心かなめです。「強運の口もと」とは、もう一度会いたい、もっと一緒にいたいと思われるような存在になることだったのです。

23 夜はデトックス時間、睡眠と口呼吸の恐ろしい関係

私たちは日々、カラダにもこころにも「毒」を溜め込んでいます。それは、意識しようとしまいと、あなたに起こっている事実です。にもかかわらず、毎日お風呂や歯磨きで汚れを落とすように、「デトックス（毒だし）」を習慣化できている人は、ほとんどいないのではないでしょうか。

医学的にもはっきり言えることは、夜こそが生命維持活動にとって大切な「回復・デトックス（毒だし）」の時間だということ。実は睡眠そのものによって、デトックスが行われるのです。

脳の機能は非常に複雑で、覚醒、睡眠、記憶、体温調整など人間の体におけるさま

ざまなことをコントロールしています。人類の文化的躍進のきっかけは、7万年前に起こった「脳の突然変異」（ボストン大学研究）と言われていますが、我々は歴史的な進化過程においても、朝起きて夜は寝るという生活を長い間繰り返してきたのです。

睡眠中に脳内で分泌されるメラトニンは、眠りの質に深く関係し、別名「睡眠ホルモン」とも呼ばれています。決まった時間に寝起きすることが分泌量に影響すると言われており、特に夜中の2時〜5時にメラトニンが活発に分泌されます。メラトニンは、眠りを誘う他にも、老化を予防する抗酸化作用もあり、細胞の新陳代謝を促したり、疲れまで取ってくれる効果があります。

メラトニンは、特にガン細胞の抑制にも関与しており、夜勤などの仕事をしている人は、一般的な昼間の仕事をしている人より、約40％も乳がん率が高いというデータもあるほどです。

ここで、もう一つ、睡眠にかかわる重大なことをお伝えしておきましょう。

夜間の口呼吸は、非常に危険です。

平均約6〜8時間、つまり一日の3分の1を要する睡眠時間を、自分がどのような状態で過ごしているか考えたことがありますか？　多くの人は、寝ている間に体内で起こっていることに対し、とても無関心なようです。

口もとの専門家として、ぜひ意識していただきたいのが「睡眠時の呼吸」です。それがあなたの未来の健康を左右することを、ここで強くお伝えしたいと思います。

私たちは通常、鼻から吸って鼻から吐く「鼻呼吸」をしていますが、無意識のうちに口から吸って口から吐く、「口呼吸」になることがあります。特に睡眠時の「口呼吸」は厄介です。いびきや口臭、さらには無呼吸症候群（＊）などを引き起こす原因となります。

＊睡眠時無呼吸症候群：1晩（7時間）の睡眠中に30回以上の無呼吸（10秒以上の呼吸気流の停止）、または1時間に5回以上の無呼吸があったもの。

現代では、子どもの睡眠時無呼吸症候群も少なくありません。子どもは大人と違い、無呼吸が10秒に至らなくても2回の呼吸停止があれば、無呼吸と診断されるそうです。

特に大きなイビキを3日以上繰り返していれば、要注意です。以前、私の夫も、大きなイビキをかいて寝ていました。時には完全に呼吸が止まり、20秒以上も息をしていない状態になります。長い時では40秒以上。思わず怖くなって、揺り起こしてしまったほどです。

彼は朝起きると、すぐれない顔をして、「疲れが取れない、やっぱり年かな」と言っていました。まだ、30代後半の時の話です。「このままの状況が続けば、あなたの夫の10年生存率は40％以下です」と、無呼吸専門の有名なドクターに診てもらった時は、本当に冷や汗をかきました。

結果的に彼には、歯科的な治療が必要だと判断しました。狭い歯列弓（歯が並んでいる土手部分）を本来成長すべき理想の場所まで広げる歯列矯正（ＳＨ療法）をしたところ、今は就寝時の睡眠時無呼吸症候群とは、サヨナラできました。

彼のような根本治療に至るまでに、対症療法としてよく用いられるのが「口テープ」です。唇の皮膚はデリケートなので、当院では刺激がすくないタイプのテープを処方しています（２００円以下で、何か月も使用できます）。

私自身も、就寝時に口を開けてしまうことがあるので、毎晩、口テープをつけて寝ています。口を開けて寝ているとどうしても口呼吸になりがちです。付けるのを忘れて寝てしまった時は、起床時は喉の奥が乾燥していて違和感があり、目覚めもよくありません。もし、口を開けて寝ている自覚がある方は、ぜひ口テープをして寝るようになさってみてください。

呼吸には酸素を体内に届ける重要な任務があります。と同時に空気を介しての解毒作用もあります。口呼吸を防止して、いびきや口腔内の乾燥、ウイルスの侵入を防ぐことはもちろん、しっかりと酸素を取り入れることこそが、デトックスを促し、未来の病気リスクを著しく低くすることに繋がっているのです。

24 免疫力が3倍も上がる「口もと」の効果

口もとで免疫力が上がる、と聞いても「どういうこと？」と不思議に思った方も多いのではないでしょうか？　実は、口もとはカラダの免疫力アップに非常に深く関係しているのです。

例えば、「口角を上げる」というたったそれだけのことで、細菌やウイルスがカラダの中に侵入してきた時に戦ってくれる、ナチュラルキラー細胞（NK細胞）という細胞が増えます。さらに医学的観点から「笑い」は、エンドルフィンという幸せな気持ちを増やし、痛みを緩和してくれるホルモンが分泌されることもわかっています。

ある大学で、ガン患者さんを対象に「笑い」における研究をしました。患者さんをお笑い番組や面白い映像を鑑賞するグループと、そうでないグループの2つに分け、病状の経過を観察したのです。結果、お笑い番組や面白い映像で積極的に笑ったグループの方がそうでないグループに比べて、ナチュラルキラー細胞が増加し、ガン細胞が減少したほか、抗がん剤の副作用軽減や、オペ後の回復力にも差が出たのです。

さらに笑うことで、ドーパミンというホルモンも分泌され、病気からカラダを守る防御システムが促進されます。ストレスのホルモンと言われる「コルチゾール」の低下も促すので、結果的に、カラダ全体の免疫力を向上させることになります。

またカラダ的にも、横隔膜を動かし、振動で肺も刺激してくれます。運動するのと同じくらい、カラダ全体の細胞へより多くの酸素を運んでくれることにもなるのです。最終的には血圧を下げたり、過緊張気味な筋肉を緩めて、こころもカラダも、リラックスできるという効果があります。

笑いを日常に取り入れるだけで、免疫力は3倍にもなる！ と言われています。日頃から、積極的に笑う時間を決めてみる、お笑い番組を見てみる、また今日は3人を笑わせるぞ！　とゲーム感覚で家族や大切な人を笑わせることにチャレンジしてみてはいかがでしょうか？

笑い（ユーモア）には、カラダやこころを整えるほか、集中力を増し、仕事などのパフォーマンスを上げるという研究結果も出ています。元プロ野球選手のイチロー選手も吉本新喜劇が大好きで、定期的に笑いを取り入れた体調管理をしていたそうです。

ちなみに、私が嫁いだ大阪には、日頃から笑いを心掛けている人がたくさんいます。心掛けているというより、自然に組み込まれているという方が正しいかもしれません。大阪の人には、もともと「笑わせてなんぼ」の精神があります。人懐こくて、おせっかいで、サービス精神旺盛（おまけに食べ物も安くておいしい！）。それは人生を健康で豊かに過ごす知恵なのだと思えます。結婚する時「大阪は外国より特殊な所だけど、大丈夫？」と心配してくれた友人、知人がいましたが、今の私には、大阪は心地よい居場所になっています。

あなたも笑いを味方につけてみてはいかがでしょうか。病気になってから行うのではなく、ぜひ今から取り入れることをお勧めします。

25 忙しい！ が口癖の人、多忙と多動の違い

人がうらやましがるほど、仕事も遊びもたくさんこなしている人がいます。その人たちの共通点は、何よりも「時間」を大切に扱っていることです。彼らは口を揃えて、「**お金よりも、時間こそがかけがえのないものだ**」と言います。

そもそもお金とは、自分の人生の質を上げるもの。より良い人間関係や、やり甲斐のある仕事、おいしい食事や遊びなどを生み出してくれる、カラダで例えれば、あらゆる生命活動を円滑にしてくれる「酵素」のようなお助けマンだと言えます。一方、時間はというと、2度と取り戻すことができない「あなたの命」のような存在とでも言えるでしょうか。

ですが、多くの人はたいていお金ばかりに気を取られて、大切なことを見落としがちになります。つまり、時間をないがしろにしているということです。

私自身が、医療や心理の現場でも頻繁に目の当たりにするのは、〝自称多忙〟の人。「いつもバタバタしているんです」「忙しいんです」が口癖のその人たちは、常に時間

に追われる生活をしています。

また「スケジュール帳がいっぱいでないと、不安になるのです」という人も少なくありません。これは、自己承認欲求病とも言えます。自分の価値を認められたいため、自己防衛手段としてただ忙しくしていたいのです。「私は世の中の役に立っている、だから、こんなに忙しいのよ」と。

しかし実際のところ、その人たちが満たしたいのはスケジュールではなく、こころなのです。多くの人は自己否定感の塊です。私も同じ道を歩んできたので、非常によく分かります。ここで以前の私自身がおこなった「多忙」からの、ただ一つの脱却方法をお教えしましょう。

それは、**「何かに夢中になること」**です。

あなたには今、ハマっていることがありますか? もし、忙しくてそんな時間なんてないとすれば、それは少し危険な状態かもしれません。なぜならば、毎日の生活に張り合いがもてず、惰性傾向になるからです。いつしかカラダの免疫力も落ち、こころも弱ってしまうでしょう。

まさに、**痛みやだるさは、自分のカラダからのメッセージ**です。「これ以上無理をすれば、カラダも精神も悪くなりますよ！」との救助信号（ＳＯＳ）だということを忘れないでください。

人の脳は、「快」に対しては積極的に活動しますが、不快なことに対しては、制御がかかります。一時のことならそれも適度な刺激となることもありますが、長い時間続けば壊れてしまいます。

もし、カラダからのメッセージを聞かないふり、または、その声に気がつくこともできないような余裕のない生活を送っているとすれば、あなたの未来は病気という底なし沼に引き込まれてしまいます。一旦入ると、なかなか抜け出すことができない状態になります。

今日からあなたは、自分の「快」の部分になる、ハマること、こころがワクワクすることに時間を使い、多忙ではなく「多動」を心掛けてみてください。子どものように無我夢中になることに対しての時間を使い、ハマること、時間も忘れるぐらいに没頭できることを見つけてください。

もしかすると、それは今の職場でのプロジェクトかもしれませんし、今関わっている人を応援することなのかもしれません。また、あなたの将来は、自分の力だけでなく、周りとの化学反応で築いていくものということも忘れないでください。

26 噛み合わせの不調を治すだけで、幸福度が上がる

あなたは「今の噛み合わせ」が自分にとって一番良い位置であるのかと、考えたことはあるでしょうか？

実は50％以上の方が、適切な噛み合わせの位置ではないと言われています。私自身も約3万人以上の患者さんを診てきて実感していることです。

そもそも人は、一生同じ位置で噛んでいるわけではありません。噛み方には人それぞれ特有の癖があり、長年かけて、噛み合わせは徐々に変化していきます。

例えば、片側でしか咀嚼《そしゃく》しない人や、同じ方向でしか寝ない人などは、片方の筋肉だけが発達し、顔の形や首や肩の筋肉の付き方までもが変化していきます。

また虫歯などで、歯が欠けたり、詰め物が取れた状態をそのまま放置しておくと、隣の歯が倒れてきたり、強く噛めない部分を避けて食べることで、変な噛み方が習慣

となり、噛み合わせが狂ってしまいます。

ですから、今の噛み合わせが、本来の自分が一番好ましい場所であるかは疑問に思うべきなのです。

また**歯というものは、各歯がある特定の内臓と繫がっています。**歯と臓器が繫がっているなんて、本当に信じられないかもしれませんが、発生学的にも立証されている事実です。

次ページの図を参照してください。歯と臓器、経絡には深い相関関係があります。例えば、前歯は腎臓と膀胱と関連があり、左上の奥歯は、胃と脾臓《ひぞう》に関係していいます。左上の奥歯がない人が、胃腸の調子が慢性的に悪いなどと言った症状になることも多々あります。

歯と臓器および経絡との相関

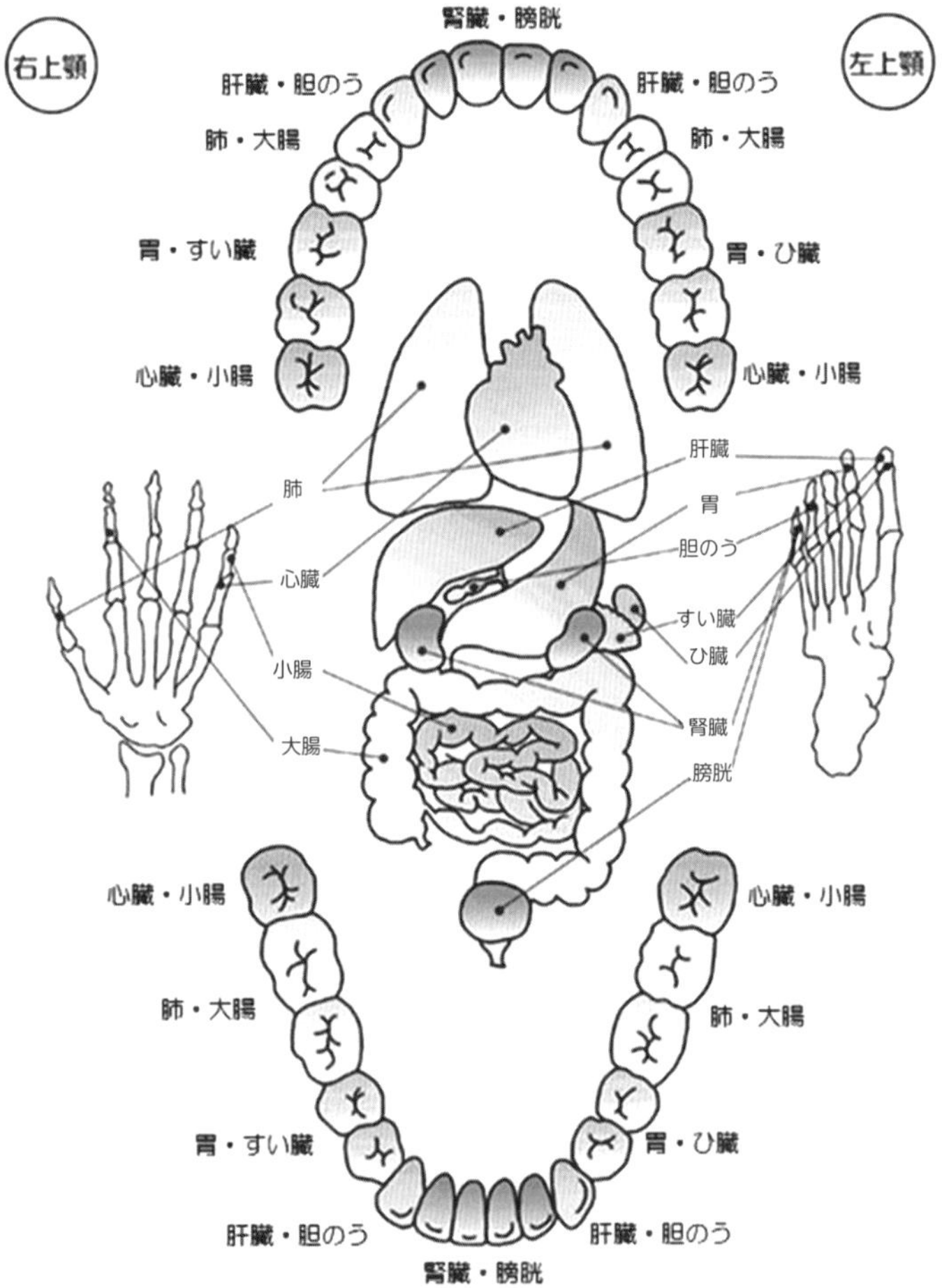

ホロン柳本歯科クリニックより引用

また、神経支配も決まっています。噛む筋肉（咀嚼筋《そしゃくきん》）は三叉《さんさ》神経支配です。咀《そ》嚼《しゃく》筋には、ミトコンドリアと呼ばれるエネルギーを作り出す生産工場的なものが、筋線維の中にびっしりと詰まっていて、私たち人間のエネルギーを作る発電所となっています。

この部分がしっかりと働いていなければ、人間は生きて行くことができません。ミトコンドリアの活性が高くなれば、おのずと代謝も上がり、幸せホルモン（脳内物質の一種。次の項で詳しく説明します）である「セロトニン」も分泌されることが分かっています。実は〝噛む〟という行為自体が、幸福度を上げるということにもつながっているのです。

噛む行為で得られるメリットとしては、他にも、免疫力のアップ、代謝機能のアップ、自律神経を整える、脳の血流をよくして認知症やうつ病の予防、血糖値の改善、記憶力や集中力の向上、さらにはダイエットやアンチエイジングの効果もあります（まだまださまざまな利点があります）。

こんなにも身近で、明確な生体反応がある、〝最高の健康法〟は他にはないのではないでしょうか。噛むことがあなたの人生の質を高めてくれるといっても過言ではありません。

まずは、適切な噛み合わせを手に入れ、積極的に噛む回数を増やす工夫をしていきましょう。きっと健康指数と幸せ指数が飛躍的に上がるはずです。具体的な噛み方は、7章で説明しています。

27 不眠症を改善する、幸せホルモンがドクドクでる秘密

あなたは、寝つきが良く、ぐっすりと眠ることができているでしょうか?

実は「睡眠の質と噛むこと」は、切っても切れない強固な関係にあります。なぜならば、前述のとおり、噛むこと(咀嚼《そしゃく》)で、幸せホルモンである「セロトニン」が分泌されるからです。

セロトニンは精神的な安定や安らぎを与える神経伝達物質であり、リラックス効果やストレスを緩和する効果があります。「幸せホルモン」と呼ばれるのはそのためです。逆に、このセロトニンの量が少なくなると、感情が高ぶって暴力的になったり、

うつ病になったりします。

また、セロトニンは睡眠ホルモンとして有名な「メラトニン」をつくるための物質でもあります。海外では、メラトニンのサプリメントがドラッグストアなどで気軽に購入できるようになっていますし、日本でも睡眠導入剤として広く服用されているため、知っている人も多いのではないでしょうか。

メラトニンの原料となるセロトニンは噛むことで分泌されますから、噛むことが睡眠の質に影響しているということをお分かりいただけたと思います。

また「メラトニン」には、起きているときと寝ているときの切り替えという大切な役割があります。朝の日光を浴びることでその分泌は止まり、カラダを目覚めさせます。そこから14〜16時間後にまた分泌されると、眠気が出てくるというメカニズムになっているのです。

だから、どんなに遅く寝たとしても同じ時間に起きて朝日を浴びれば、体内時計を正常に戻すことができます。健康面においても、朝日を浴びることはとても重要です。太古の昔から、人間はそうして生きてきたのです。

さらにメラトニンには、強い光により眠気をリセットするという働きがあります。

寝る前にパソコンやテレビ、携帯電話の強い光を浴びたりすると、深い眠りにつけなくなるのはこのためです。寝る2時間前には強い光を見ないという環境を整えることも質の良い睡眠につながります。

よく噛んで食べること、朝日を浴びることに加え、唾液の分泌を促してくれる「ガムトレーニング」もお勧めです。自律神経を整え、ストレスも軽減してくれるからです。セロトニンをつくるトリプトファンを多く含む食品（大豆、ナッツ類、魚など）を摂取するのもメラトニンの分泌に有効だと言われています。

28 口の中の住人「舌」を上機嫌にさせる

あなたの「舌」は、口の中でのびのびといろんな場所に動き、なおかつ、理想的な色や形をしているでしょうか？

口の中の、「舌」という住人、この住人の居心地を良くしておくのか、悪くしておくのかが、あなたのカラダや精神面に強く影響することをご存じでしたか？

歯科医院には子どもから大人まで多くの方がいらっしゃいますが、近年、年齢に関わらず爆発的に増えているのが、小帯《しょうたい》の異常です。

小帯とは、口唇または舌の間についている薄い「すじ」または「ひも」のようなものです。あなたも鏡の前で確かめてみてください。上唇を引っ張り上げると、正中に筋のようなものがありませんか？　舌を上げてみると、うすい膜のような筋が見えないでしょうか？　この筋が、仕付け糸のようにくっつき、舌または唇が自由に動かせない状態のことを「小帯異常」と言います。

上唇の裏側の小帯異常の場合、正中離開といって、上の前歯のちょうど真ん中に隙間ができてしまうこともあります（すきっ歯）。歯の間まで入り込んだ筋を取りのぞくことで、前歯の隙間が改善するケースもあります。

舌の場合は、大きくアッカンベーしてもハート形になってしまい、上手に前に出ない状態の人です。そのような方は、明らかに舌小帯異常症です。具体的なデメリットは、舌足らずな発音、嚥下《えんげ》障害（うまく呑み込めない）、狭窄歯列弓《きょうさくしれつきゅう》（V字型、U字型）、唾液の減少、口臭、子どもの場合は歯の生え変わりの際に内側に倒れた状態で生えてくる、などがあります。

放っておけば、歯の喪失、咬合《こうごう》性外傷、歯周病、虫歯、顎関節症などの原因にもなり、さらに強度な肩こり、頭痛、脳梗塞、脳血管障害、精神疾患なども助長することになります。

この小帯《しょうたい》異常の改善は比較的簡単です。5、6歳児でもできるものですから、大人で怖がりな方もご安心ください。5分もかからない簡単なオペをして、あとは機能訓練をします。訓練といっても、おおげさなことでなく、オペ後の後戻りを防止する舌の体操などをメインにするだけです。

ちなみに手術中は麻酔をするので、全く痛みを感じません。今は、あらかじめ粘膜に表面麻酔を使用しますから、麻酔を注射する際の痛みも心配無用。保険診療内のものなので費用もお手軽です。

また、舌の動きが悪いと、歯が並ぶ土手部分（歯槽骨《しそうこつ》）が狭くなることが多々あります。ようするに、金魚の法則です。金魚は、大きな水槽で育てれば大きくなり、小さな水槽で育てれば、小さいままなのです。大きな歯列弓は、舌をしっかりと動かすこと、噛むことで作られていきます。

子どもでも大人でも、舌の可動域が少ないと、自然に歯は内側に倒れてきます。特に、下の前歯が重なっている人は要注意です。そのまま50歳以上まで放置しておくと、歯周病や噛み合わせの異常が進行し、最終段階にはいると、上の前歯が揺れてきます。痛みを伴わないで、少しずつ進むので自覚がない人も多く、末期状態になれば、歯が抜けてしまいます。

痛い時、取れた時だけの受診をしていれば、「笑顔に欠かすことができない前歯」を失う可能性が高くなってしまうのです。

50歳、60歳、70歳になっても遅いということはありません。歯とともに、舌の動きにも気を配ることで、健康な口腔内を保つことができます。引いてはそれが免疫力をアップさせ、誤嚥性肺炎（口の中の細菌が肺に入り、死に至ることもある）などの危険から脱却することにもなるのです。

第4章

モテる口もとで、恋愛を制す

29 男性は、女性を口もとで判断していた

それほど美人でもないのに、なぜかモテる女性の特徴ってなんだと思いますか？

当然ですが、人は中身が大事です。しかし、ほとんどの場合、見た目の第一印象で決まってしまいます。お付き合いしたい相手であればなおさらのこと、本能的に相手の見た目を観察しているのです。

では、どのような女性が男性から好まれるのでしょうか？

日本古来から伝わる陰学全集（遊学文庫）という人相学の本があります。発行年も著者も不明なほど歴史あるものですが、その本には、**口もととは、「男女の愛情表現器官」**であると記されており、男性性・女性性、結婚、恋愛、それに対する性格までもがわかってしまうとされています。つまり、口もとは男女の関係をみる場所、と書かれているのです。

具体的には、「唇が厚いと生殖力が強く、妖艶な魅力を持つ方が多い」とか「鼻と唇を結ぶ、人中（じんちゅう）という溝が深いと結婚の縁に恵まれ、くっきりしてい

れば慈愛性が強い」などと書かれています。

となれば、女性の口もととは、男性にとって非常に目が離せない場所になるのは自然なことと言えるかもしれません。

生物学的にみても、男性はオスとしての本能的な直感で、自分の子孫を残せる、若く健康的な女性を好んでしまう傾向があります。そういった相手の健康状態を如実に表しているのが、唇の色や艶なのです。

確かに、（人によっては）70歳以上になっても自分の子孫を残せる男性に比べ、女性には出産できる年齢が決まっています。だからと言って、あきらめることはないのです。

私たちは野生動物ではなく、人間です。人だけがもつ知的な愛情があり、それは計り知ることができません。実際、年を重ねても可愛らしく、誰からも愛される女性だってたくさんいます。

男性は無意識（本能的）にあなたの口もとを見てしまいます。ですから、女性も気を抜いてはいけないと思うのです。近くに出かける時でも、家にいる時であっても、**「唇のお手入れ」**だけは心掛けておきましょう。

きっとそうすることで、いくつになっても恋愛の神様は必ず味方になってくれる、私はそう信じています。

30 歯が汚いアジア人、世界基準の「歯の身だしなみ」とは？

あなたは、自分の歯に自信はあるでしょうか？


近頃は男性でもお化粧をするぐらい、顔に対する意識が高まってきています。

ひと昔前までは人の顔が映るといえばテレビ番組だけでしたが、今は一般人でも、ユーチューブチャンネルで自分の顔が出せる時代になり、さらに新型コロナウイルスの感染拡大を機に、スマートフォンやパソコンを使ったオンライン会議が一般的になりました。

だからこそ、口を開いたときに歯の色が黄色かったり、歯並びが乱れていたりすると気になります。また、コロナ禍で当たり前になったマスクの着用で、口の臭いを意識する人も増えてきたようです。

世界的にも「歯が汚い」と言われているアジア人。しかも、**先進国の中でも日本がダントツでワースト1であり、悲しいことに「口もとに関心を持たない民族」のレッテルを貼られています。**お風呂に毎日欠かさず入るという、世界で最も清潔好きな民族であるはずなのになぜ？　と、歯科医師としては残念でなりません。

しかし、日本人の歯に対する意識はもともと低かったのか、というと決してそうではありません。遥か遠い時代からたしなんできた化粧の一つに、「お歯黒」というものがあります。

お歯黒は、奈良時代の宮廷からはじまり、明治初期までの長い歴史を経て、続いていた日本女性の習慣でした。余談ですが、江戸時代には既婚夫人のしるしとされ、「二夫にまみえず」との誓いの意味合いがあったとのことです。歯をあえて黒く塗って隠すことで、夫以外を寄せ付けないようにしたのです。つまり白い歯は、それほど魅力の象徴だったのでしょう。

また、お歯黒の主成分は、植物のタンニン（渋）粉と、酢酸第一鉄の液からなり、歯質強化の役割を果たしていました。虫歯の予防や歯周病の進行止めにも、たいへん有効であったということです（現在では歯が黒くなるため、その成分を使用しないのが主流です）。

「歯の身だしなみ」は、世界では常識です。歯を白くするだけでも、人生にとっては「大きな差」になるからです。笑顔が変わり、魅力的になります。コンプレックスが軽減し、自信がつくからです。実際、他者からみても、自然と性格も明るくなる方が多いと言えます。

ちなみに、アメリカの政治家やハリウッドスターなどがまぶしいくらいの白い歯をしているのが印象的ですが、あれは「Aゼロ」というカッターシャツより白い色なのだそうです。日本の歯科界にはない色見本です。

いきなり歯科医院で行うホワイトニングをしなくても、現在は市販の歯磨き粉で、白さに特化したタイプの商品も出ています。お風呂に入るような感覚で、毎日、歯の白さを意識してみてはいかがでしょうか。

白い歯で清潔感がアップすれば、仕事が出来そう、誠実そう、真面目そうなどの印象が強くなります。笑顔が多くなり、自分に対して肯定的になれば、自然と他者への配慮もできる人になるからです。さらに行動が変われば、おのずと収入面もアップしていきます。

このような流れが根底にあるからこそ、年収が二千万以上の方や、エリートと呼ばれている富裕層の大半は、「歯が白く整っている」という共通点があるのです。

「歯並びが揃っていて、白くないと、面接で落とされるのですよ」

東京銀座の歯科医院で、ある患者さんから聞いた言葉です。女優さんに間違えられるような顔立ちで、本当に美しい方でした。一流企業に勤めると、海外にも出向く機会もあります。その際に乱れた歯並びでは、会社の信用問題に係わるのです。

アメリカを始めとする先進国では、著しく太っている人は「自己管理能力がない」と見なされ、採用されません。

同じように基準となるのが「口もとの身だしなみ」です。

口もとは、コミュニケーションで最も目立つ場所であり、きちんと管理できていないということは、仕事もできないとみなされてしまい、損をしてしまうのです。

まずは、歯科医院で国家資格をもった歯科衛生士さんによる専門的なクリーニングを受けてください。歯ブラシだけでは取れない着色や歯石（細菌の塊）が必ずありますから、今よりずっときれいになるはずです。これは保険の範囲内でも可能です。

もし、一年以上歯科医院を受診しておらず、甘いものがしみたり、歯に穴があいているのに放置していたり、歯が変色しているなど、思い当たる節がある人は一刻も早く信頼できる歯科医師に相談してください。

歯は、自然治癒はしません。しかも、クルマの車検のように、部品交換もできません。

どんなに技術が進んでも、天然歯に勝るものはないのです。

また、ホワイトニングをする場合も、単に歯を白くすればいいというわけではありません。例えば、当院のホワイトニングは、歯を強くする「**歯質強化**」をメインにしています。非常に低刺激であり、ほとんどしみることがありません。私自身が千人に一人ぐらいの超敏感タイプなため、通常のホワイトニングでは、痛くて施術ができないのです。ですから基本的に、院長の私で試してみて、大丈夫なものだけを使用しております。

ホワイトニングには、決して単なる見た目だけでなく、生活水準も引き上げ、自分

に自信がもて、歯を長持ちさせるという利点があります。

白い歯はあなたの人生をより豊かなものにする重要なアイテムでもあることを、忘れないでください。

31 「幸せ」を引き寄せる笑顔の作り方

あなたは自分の笑顔に、自信があるでしょうか？

これは大切なお話です。もし、口もとの特徴を細かくリスト化してランキングするなら、最重要度第1位は迷うことなく「**笑顔**」になります。

もちろん歯の色、歯の並び方なども大切ですが、**誰からも好かれる微笑みこそ、最強の武器。人生そのものを変える力になります。**

例えば、顔を引きつらせながら、不自然な笑い方をしている人を見たことがないでしょうか。おそらく日常から笑顔の習慣がなく、仕方なく愛想笑いを作っている人です。

実は笑顔は、練習すればうまくなります。表情筋や口角などを、どのように動かしていけば自分にとっての最高の笑顔になるのか、観察し研究するのです。

中には天性のものを身につけている人もいますが、大人になれば、その場面や立場、状況などで、笑顔を使い分けることも必要になります。例えば、女優さんでも、明るい天真爛漫な若者を演じる時と、刑事事件の検察官役の時にする笑顔は、全く別人のように見えるはずです。

笑顔が得意でない、今まで笑顔を意識したことがないという方も大丈夫！　今日から練習しはじめましょう。

笑顔には「スマイルライン」というものがあり、歯と歯肉の見え方で、相手からの印象が大きく変わってきます。スマイルラインには大きく3つの種類があります。

1、ハイスマイル（高位微笑） 歯肉が過剰に見える。談笑時に上の歯肉部分が3ミリ以上露出するとガミースマイルと呼ばれ、あまり好まれない。

2、アベレージスマイル（平均的微笑） 上顎前歯が75〜100％が見える。

3、ロースマイル（低位微笑） 上顎歯冠の75％以内の露出で、控えめな感じになるスマイル。

ハリウッドスターなどの笑顔は、第一大臼歯という、正中（前歯）から数えて6番目の歯まで見えることが多いです。日本人の場合は大きな口を開けることは、「下品、みっともない」という昔の教えのせいか、見えても第2小臼歯という正中から5番目までという方がほとんどです。

ぜひ、鏡の前で自分の笑い方の癖などを良く観察し、あなただけの「最高の笑顔」を作り出してみてください。

もちろん、特別な日の愛しい人への微笑みや、ここぞというときの勝負の笑顔、反対にあまり自分に興味を持ってもらいたくないときの笑顔なども、知っておくと自分の個性を引き出す道具の一つとして使えると思います。さらに大爆笑、微笑み、失笑、誘惑する笑みなども観察してみましょう。

ある精神論者によると、「ブスッとしているだけでも、その人は罪人。ブスと言うのは、ブスッとしているからきた言葉」なのだそうです。

また、私が大変尊敬する、ヨシダソース創立者の吉田潤喜会長は、奥様のリンダさんと結婚した決め手は「笑顔」とのこと。「本当に優しい笑顔をする人で、心をうばわれ、2週間で求婚した」と、おっしゃっていました。お写真で拝見しましたが、同性の私から見ても、全てを包み込むような魅力的な笑顔でした。

とにかく歯科業界に長くいて、確信をもって言えるのは、**「笑顔に勝るものはない！」**ということです。

もしあなたが何らかのトラウマにより、自分の笑顔に自信が持てないのだとすれば、今日でその過去からは卒業してください。「決心」するだけで、物事は好転し始めます。

私自身、小学生の頃に言われた否定的な言葉によって、自分に自信を持てなくなったことがありました。しかし、当時バスケットボールを教えてくれていた先生から、「笑顔がいいね！　最高だよ」と言われたことで自分の人生が大きくシフトしたことを実感しました。今でも、その恩師とは交流があり、心から感謝しています。

この広い世界には、あなたの笑顔を待っている人が必ずいます。恥ずかしさなんて蹴散らして、飛び切りの笑顔を周りの人に見せてあげてください。私もその笑顔を見たいと思っている一人でもあります。

32

愛情表現は口もとから

初めてのキスの味は……なんて言うぐらい、愛情表現と言えば口もとから始まるのではないでしょうか。口もとは、男女間でもかなり繊細な部分でもあり、愛を確かめる時にも大切な場所です。

医療分野の立場からしても、口という部分は、**①息をする、②食事をする、③言葉を発する、という大きな3つの役目があります。**

「これは、カラダの中にいれても大丈夫な食べモノなのか？」「この人は、受け入れてもよい人なのだろうか？」と敏感に察知する、厳格な「生体の門番」でもあるのです。

恋をする、愛してやまない気持ちは、まず「言葉で伝える」ことから始まると思います。いきなりのキスからではなく、口もとから出る音（言葉）からです。**自分の想いを伝えたり、相手の真意を確かめることは、言葉を使わなくては実現しません。**

特に日本人は、言わなくても伝わっている、という表現をすることがありますが、それは無謀な賭けのようなもの。なぜならば、自分のこころの裏側でさえ、分からないのが人間というものだからです。それゆえに、愛情を確かめるときには、自分のこころが安定していて安らかなときが好ましいと言えます。

言葉は、冬の氷をゆっくりと溶かしてくれるような優しい響きだったり、真夏の日差しのような強いエネルギーを感じたりします。決して、上手に伝えられなかったとしても、言葉にして発することで互いの目には見えない想いを届けてくれます。

しかし、「口は災いのもと」と言われるように、「たった一言」が運命の分かれ目になることもあります。あの一言で、この人と別れると決めた。その言葉を聞いて情熱が一気に冷めた……など、言葉はこころの奥底に隠れた感情と化学反応を引き起こすものなのです。

人それぞれ、恋愛の基準というものがありますが、男性と女性では別の生物と言ってもいいほど異なります。男性は視覚重視なのに対して、女性は触覚を最も重視します。あなたが男性であれば、女性にもっと触れてあげてください。もっと抱きしめてあげてください（もちろん、仲が良いのが前提ですが）。

触れることは、五感を刺激することにもなり、脳内で神経伝達物質の一種、セロトニンなどが分泌されることにもつながります。
セロトニンとは、「幸せホルモン」とも呼ばれており、①眠りから覚醒する②こころをポジティブにする③自律神経に作用し、血圧や代謝を最適にする④痛みをコントロールする　という、人間が生きて行く上で必要不可欠な働きをしています。

幸せホルモンが分泌されることで、気持ちも安定し、女性性も活発になり、肌の弾力や瑞々しさを取り戻します。つまり、美しさを保ち、まずます魅力的になることも可能になるのです。

また見た目だけではなく、愛されているという安心感や自信から、精神的にも安定するため、**免疫力も高く保つことができ、病気になるリスクも抑えられる**のです。

触れることや言葉によって、より強く優しく美しくなれるのであれば、2人の関係もよりうまくいくはず。これも、知識と行動によって、もたらされるのではないでしょうか。

ちょっと話が逸れてしまいましたが、最後にキスの習慣を見ていきましょう。愛情表現が豊かな国の人たちは、毎日の日課として、あいさつ代わりにキスをします。日本人は人前でキスすることには慣れていないため、戸惑う人もいるのではないでしょうか。

しかし、時代は変わりました。海外などの開放的な場所を訪れれば、日本人であっても、周りの雰囲気に後押しされて、愛情表現が自然にできていると感じます。

コロナ禍における非常事態宣言時などでは、大っぴらに唇を合わせることはできないと思いますが、時代が変わっても、愛を確かめ合うために唇を合わせることは、必要不可欠だと思います。

あなたも日々意識的に、愛する人や大切な人に素敵なキスやハグを届けてあげてください。私は、そのささやかな習慣こそが「孤独という魔物」から人間を守っていくような気がしてなりません。

33 初めてのキスには気をつけて

ここでは、極めて医学的に重要なことをお伝えします。

おおよそ18歳以上においての「初めてのキス」には、気をつけなくてはいけないという事実です。**その頃の唾液の交換によって、あなたの口の中の細菌叢《さいきんそう》（細菌の集合**

体）が決まってしまい、その種類が将来のあなたの病気を引き起こす原因やきっかけになるということです。

現在、あなたの口腔内にいる細菌は、大きく2つの経路からやってきます。一つは親（育ててくれた人）から、もう一つが、恋人などの他者からの感染です。主に、幼少期には移らず、おおよそ18歳以上の年齢における「初めてのキス」で感染し定着するという研究結果が出ているのです。

症例をお話しします。20代前半の女性。部分的な磨き残しはあるものの、彼女の口腔内は虫歯も歯周病もなく健康な状態でした。

ところが、仕事などで忙しく歯科受診ができない時期が6か月ほど続き、久しぶりに口の中をみたところ、今までにはない劣悪な状態になっていたのです。その頃の私は、まだ口腔内の細菌叢《さいきんそう》がどのような経路を経て、できあがるかを知らなかったので大変驚きました。まだ20代で、ブラッシングも良好な患者さんの急激な変化を目の当たりにし、私はこの症状に強く興味を持ちました。

さまざまな質問をして、わかった真実。それは、彼氏が変わったことでした。新しくお付き合いをはじめた人は、なんと20歳以上も年上。それも、義歯（入れ歯）を入れているほど、歯に苦労をしている男性だったのです。私は、その男性の口腔内を直接見ることはできなかったため、どれくらい重度の歯周病だったのかは定かではありません。しかし交際相手が変わっただけで、こんなにも口の中が変わるという事実を知り、とても衝撃を受けたことを覚えています。

また夫婦間での感染研究では、20代で結婚した夫婦の細菌叢《さいきんそう》は、ほとんど同じ細菌で構成され、30歳以上で結婚した場合は、同じ菌叢《きんそう》にはならなかった、との結果があります。しかし20〜30年以上と、同じ相手と夫婦関係であれば、長い時間をかけ口腔内の菌叢《きんそう》が影響し合うことは、動かしようがない事実であるといえます。

キスとは、自分から相手へ、相手から自分への唾液交換であり、口腔内細菌の移し合いということを、くれぐれも忘れないでください。

今回は、大人の口腔内細菌についてお話ししましたが、子どもにとっても非常に大切なことです。子どもの場合、歯周病菌でなく、ミュータンス菌という細菌が感染し、「虫歯の原因」になります。

子育てをしている人や、これから赤ちゃんを産む人にとっては、直接自分の唾液をお子様の口には入れないようにしてください。あなたがもし、虫歯や歯周病に悩んでいるタイプであればなおさら、子どもにそれを感染させないことです。

一説によれば、8歳まで誰からの感染も受けていなければ、大人になっても虫歯になりにくい口腔になります。ほとんど磨かなくても虫歯にならない人は、そのような環境を経てきたケースか、もしくは両親が非常に良い細菌叢の持ち主であった可能性が高いです。


好きな人ができたら、キスの前には徹底的に口腔内を清掃すること。

それが互いの「感染リスク」を抑え、予防になります。またその際、歯ブラシだけではあまり効果がなく、細菌叢《さいきんそう》の半分も除去できないということも覚えておいてください。研究によれば、歯ブラシでの清掃効果は約20～30％にとどまり、約7割は汚れが残るということです。必ず、フロス（糸ようじ）を用いた清掃をしてください。

10代の青春時代や20代の新婚生活の人はもちろんのこと、全ての方においてキスの前には徹底的な口腔内清掃をして、清潔な口もとで愛を確かめ合ってほしいと強く願っております。

そして、最後にお願いがあります。この**「初めてのキス情報」だけは、ぜひ周りに伝えてほしいのです。家族や大切な人たちに話してください。**

少しでも、若い世代の口内環境を守ってあげてください。わたくし松谷からの強い願いです。

34 モテる口もとの秘密！ 第一印象の「20の要素」とは？

あなたはモテる人の共通点を、とことん真剣に考えたことがあるでしょうか？

人は「**2秒で判断されている**」という恐ろしい第一印象のルールがあります。（第1章「5、こころの眼で見ると、口もとで性格が読めてくる」参照）

例えば、誰かがあなたに一目惚れするとしましょう。その反応は、あなたの外見の情報によって、自分の好みと認識したからこそ起こった現象であり、まさにほんの一瞬の出来事になります。

顔から得るチェックポイントは、多岐にわたります。笑顔、歯の色、顔の艶、目の輝きなど。他にも髪の毛の艶や髪形、服装のセンス、女性であれば、化粧の濃さまで、いたる所がたった2秒で他者に判断されているのです。

想像してみてください。

あるホテルの最上階で、お食事会がありました。あなたは、自分好みの気になる人を発見します。胸が少しドキドキします。

一目惚れ、もしくは好感を持ったその人が、あなたの近くにきて話すことになりました。相手が近づいてきます。歩き方、姿勢、洋服も素敵です。さあ、目の前に来て、笑顔を見せました。

その人の口もとは、どのような感じでしょうか？

笑った時に見える歯の色が黄色、もしくは茶色だった。前歯に穴が開いている、歯が欠けていている状態だったとすれば？　もしも、歯並びが非常に悪い状態だったとすれば？　おまけに、口臭がしてきたとすれば？　あなたは見なかったふり、気がつかなかったふりをして、少し残念に思うことでしょう。

逆に、白く輝く歯で、キレイな歯並びであれば、相手の印象は更にアップしませんか？


第一印象のチェック項目は、20個あると言われています。

笑顔、歯並び、歯の色、口角の上がり具合、唇の色艶、唇の形、化粧、口臭、話す声のトーン、言葉使い、目の輝き、アイコンタクト、歩き方、姿勢、体臭、ジェスチャー、髪の艶、肌の質感、輪郭（顔の形）、服装です。

実に驚くべきことは、服装以外はすべて「口もとに関係」しているということです。一見、関係のない内容に見える歩き方や姿勢なども、歯の噛み合わせや夜間の食いしばりが、腰や背骨にまで影響しています。髪の艶も、咀嚼《そしゃく》筋（側頭筋）の頭皮の血流状態で変化します。

どうですか？　**第一印象を良くしたいのであれば、「口もとを征すること」**だと気がついていただけたでしょうか。

35 好印象を与える、3つの秘密

前項で、モテる20の要素についてお話ししましたが、20項目は多過ぎる！　という方のために、異性にも同性にも好まれる究極の3つをお教えしましょう。

口もと究極の3大要素とは、1、清潔感　2、素敵な笑顔　3、爽やかな息です。

なんだ、当たり前のことじゃないか、と思った方も多いでしょう。当然とも思える3つの要素ですが、一つひとつが完璧に近い合格ラインの人は、意外と少ないのが現実です。

第一印象で、最も大切なのは、清潔感です。清潔感とは、歯並びと歯の色です。あらためて、あなたの歯はいかがでしょうか？「自分の口もとは、大丈夫！」と思った方も、今回はもう一度チェックしてみてください。

大きく引き伸ばした自分の口腔内写真を初めて見た直後、ほとんどの方が無言で凝視し、一瞬の間があります。言葉を失い、かなりのショックを受ける人もいます。その時患者さんが口にする言葉をいくつか紹介しましょう。

「他の人から、こんな風に見られていたのですね。知りませんでした」
「こんなに汚かったのですね。恥ずかしいです」
「こんなヒドイことになっていたなんて……」

自分の口腔内写真を目の前にして、「これは誰の写真ですか？」と聞く人もいるほどです。幼い頃から毎日見慣れているだけあって、あなたは自分の歯（口もと）を客観的に見ることができなくなっているかもしれないのです。

それぐらい人は、自分の歯に対して関心を持っていないとも言えます。理由をつけて、見ないふりをしている、といった方が正しいかもしれません。

どんなにハンサムでも、どんなに綺麗な女性でも、「慣れっこ」になった口もとのせいで、100年の恋だって冷め兼ねないのです。

36 口もとセレブでつき合おう

質問です。

「あなたは今まで、一度でも人の悪口を言ったことはあるでしょうか？　もしくは、誰かを批判した、愚痴を言ったことはあるでしょうか？」

もしも、「一度たりとも言ったことがない」という人がいれば、素晴らしい人であり、もはや神様領域の人。もしくは、それが悪口や批判だと気がついていない人かもしれません。

人間には一人ひとりに個性があり、違う環境で育ち、考え方や捉え方も人それぞれです。10人いれば10通りです。ですから、悪口や批判を言ったつもりでなくても、言葉が独り歩きをして、いつの間にか悪者になっている場合があります。

「金持ち喧嘩せず」や「沈黙は金なり」という言葉があるように、人とのコミュニケーションは、場所、人、感情などに気配りをしながら、状況に合わせていかなければなりません。

「口もとセレブ」とは、言葉に愛があり、目の前の人を幸せにすることができる人のことを言います。幸せと言っても、単なる誉め言葉ではありません。本当の愛情とは、時には厳しく、時には批判を買うこともあるからです。八方美人ではダメです。そもそも、誰からも好かれるなんてことは、決してないのですから。

どんなに素敵な人でも、本能的な部分で好き嫌いがありますし、嫌われないようにという気持ちばかりを言葉の中心においてしまうと、相手にとって本当に必要なことを伝えられなくなります。

言葉は、その人そのものを現します。自分の言葉を意識して話すようにすれば、何気ない言葉にも、日頃から何を考えているのか？　何を大切にして生きているのか？自然と相手に伝わるようになります。

そしてもし、あなたの前に「口もとセレブ」が現れたら、その言葉を書き留めて盗んでください。職人が師匠から技を盗んで一人前になるように、接するあらゆる人に注意を払い、自分の環境を整えることは極めて大切です。

「言葉は、人をつくる」と確信しています。

誰とどのような言葉で話すか？　どのような内容を語るのか？　それによって日々、性格傾向さえも構築されていきます。

そして「口は禍の元」という諺《ことわざ》も心に留めておいてください。相手に良かれと思って言ったとしても、全く違う形で伝わることが多いからです。私自身も日々、言葉は修業だな、と痛感しております。

言葉は間違いなく、あなたの口もとから出ています。

毎日使っている「言葉」に磨きをかけて、口もとセレブになりましょう。

第5章

最高の未来を創るメンタルトレーニング

37 理想を叶える、未来を創る方法

あなたは今、理想の未来を歩んでいるでしょうか?

もし、「はい」と即答できない。もしくは、こころがモヤモヤした状態で、カラダも不調、精神的にも「やらされている感」ばかりでつまらない! と感じているのであれば、それは直ちに改善すべきでしょう。

とは言え、かつての私もうまくいかず、もがいていました。

課題解決の手法として有名なものに「ＰＤＣＡサイクル」というのがあります。Plan＝プラン(計画)、Do＝実行、Check＝チェック(評価)、Action＝アクション(改善)。このサイクルを繰り返すことによって、自分の目標に少しずつ近づいていくというやり方です。確かにそのような流れで進めていけば、目の前の具体的な行動自体は見えやすくなるかもしれません。

しかし、いくらがんばってもなぜかうまくいかない、という状況がいずれ訪れます。その原因は、「人生の質を上げていくために、自分はどうしたいのか?」という根本的な問題があなた自身の中で、考え抜かれていないからです。

自分の理想の未来をつくり上げていくには、「こころ」が重要です。「どのような気持ちで臨んでいるのか？」で、すべてのプロセスも結果も違ってくるのです。

こころは目に見えないぶん、非常に厄介です。時には、自分でも分からなくなることすらあります。だからこそ、面白いとも言えるのですが……。

優しい⇕いじわる、応援⇕嫉妬、優越感⇕劣等感、自己肯定⇕自己否定、正⇕負、陽⇕陰など、私たちのこころには相反する気持ちが存在します。また、それらは感情に大きく左右され、場合によっては自分でもコントロールが難しいことが多々あります。

もし、あなたが友人の成功を本心から喜ぶことができず、妬ましく思うことがあったとしても、それはごく自然なことです。間違っても、その感情を頭ごなしに否定したり、自分を責めないでください。こころは厄介なものであり、コントロールも難しい。そう前もって分かっていれば、きっと自己否定感も和らぐでしょう。

さて、理想の未来をつくるにあたっての最短距離をここで発表してしまいましょう。それは、「**すでにその夢（目標）が叶ったようにふるまうこと**」です。科学的な根拠を説明していると一冊分の内容になりますので、端的に申し上げますといわゆる「行動療法」の一つです。

例えば、笑うから楽しい、泣くから悲しくなる、というように、人は態度と感情が繋がっています。つまり、すでに目標が叶ったようにふるまうことで、現実がだんだんと、その状態に近づいていくのです。

「こんな風に書きたい」と思えば、習字であれば文字を、マンガであればマンガを、絵画であれば絵画を写して、何度も真似をしてみてください。何百回も真似をすれば、それはあなたの一部になってきます。

「あんな風になりたい」と思っている人がいるなら、その人の所作、言葉、行く場所、持ち物などを真似してみてください。いつの間にか、あなたの未来の方向は、自分のなりたい方向へ変化しているでしょう。

つまり、人生も同じなのです。理想とする人の行動を真似、目標が叶ったようにふるまっているうちに、いつの間にか、望むべき方向の習慣が身についてくると言うわけです。これだけは、実践あるのみ！

すでに願いが叶っている態度で、日常を楽しんでみてください。

38 実践編！ 運命を変える「人生脚本」の描き方

あなたは、人生のシナリオをきちんと描いているでしょうか？

「人生脚本」とは、世界でたった一つだけの「あなた自身の人生のシナリオ」のことです。実はこれこそが、あなたを劇的に変えるものです。

例えば、あなたが映画を観に行ったとします。映画には、主役がいて、脇役がいて、舞台があって、さまざまな小道具もあります。テーマやストーリー、場面設定やセリフだってあります。そのすべてを決定づけているのが脚本（シナリオ）です。

脚本があるからこそ、映画ができあがります。**「ぶっつけ本番」なんてことは、まずありえません。**

人生脚本の主役は、言うまでもなくあなたです。もちろん代役も存在しません。脚本自体も、あなたが作ります。脇役や場面もあなたが想像し、どのようなストーリーにするのかを考えるのです。自分が理想としている脚本を描いて、それに従って演じるのです。とても、重要なことなので繰り返します。

「人生脚本」とは、主役があなたであり、あなた自身が描いていくものです。

そして出来上がったら、その筋書き通りになるよう、あなた自身が演じるのです。

自分が主役の「人生という舞台」に、あなたは今、立っています。

私自身も初めてこの事実に気がついた時は、正直かなり焦りました。なにしろほとんど、ぶっつけ本番だったからです。その場しのぎの、その時任せでした。だからうまくいかなかったのです。よくよく考えれば、当たり前のことでした。

しかし、多くの人はこの「人生脚本」の存在に気がついていません。私としては、小学校いや、幼稚園の時に教えてもらいたかった！　と思うぐらいです。

もう一度、確認させてください。あなたの脚本はしっかりと、描かれているでしょうか？

もし、白紙のままで舞台に立っているのだとすれば、それは、とても危険なことです。誰もあなたが主役の舞台（映画）を観に来なくなるでしょう。それ以前にきっと、真っ先にあなた自身が自分の人生に飽き飽きして、嫌になってしまいます。

今の人生がつらい、苦しい、モヤモヤしている、こんな人生が嫌と思うのであれば、自分を楽にしてあげることは簡単です。

あなたの良さを引き出せるストーリーを描き直し、演じるだけでいいのです。主役はあなたですが、あなたの中にはいくつもの顔があります。優しい自分、わがままな自分、怒りっぽい自分、頑張り屋な自分、頑固な自分、繊細な自分、楽しい自分など。

どの自分をメインに主人公を演じれば、一番楽しくなるのか、もっとも充実するのか試行錯誤してください。脚本は何度でも、書き直しても良いのです。何回でも作り直すことができるというのが、この舞台の素晴らしいところでもあります。

映画の上演時間は、ざっと「約80～100年」もあります。この時間は、長くもあり、短くもあります。だからこそ、今この瞬間から「世界でたった一つ」のあなただけの理想の人生脚本を描いてください。

まずは、人生脚本のノートをつくり、書き出してください。頭の中だけでなく、実際に書けば書くほど、自然と考えがまとまってきます。誰も評価（ジャッジ）しませんし、誰も文句は言いません。少し恥ずかしいほどの、大それた内容（テーマ）でも構わないのです。

これは多くの人が実行し、心理学の療法の中でも、極めて効果的な結果をもたらすテクニックでもあります。明日ではなく、今日から！　たった一行だけでも書くことができれば、あなたの人生には素晴らしい化学反応が起き始めます。

39
好き嫌いで決めると、口もとが変わる

大切なことを「好き嫌いで決めると、人生が好転する」ということをご存じでしょうか？

そんなことはない！　という言葉が聴こえてきそうですね。説明します。

人の脳というものは、とてもシンプルにできています。やりたいことはする、嫌な

ことはしたくないと、好き嫌いで動いています。これまでにも触れていた、快と不快のお話です。

嫌だなぁと本能的に望まないこと、つまり不快なことは一回や2回は我慢して行動できたとしても、長年続けることで間違いなくカラダの不調につながります。こころに負担がかかれば、精神的な疾患になり、うつ病や不眠症になります。カラダに負担がかかれば、免疫力が低下し、慢性疲労や肥満、高血圧から始まり、ガンや慢性疾患、脳梗塞などの重い病気に移行していきます。

人間という生き物は、こころの捉え方を変えない限り、決して幸せな人生を送ることができない仕組みになっています。なぜならば、生きていれば良いことも、悪いことも必ず起きるからです。回避不可能な悪いことが起きた時、自分が予測していない状況になった時こそ、人は試されます。

この時、要となるのが「**こころのあり方**」です。

結論から申し上げます。まずは自分の「好き＝快」に繋がる行動をすることです。あなたは、自分のこころ（感情）にとって、常に心地よい選択をしているでしょうか？

また、その為に使うエネルギーを、しっかりと確保しているでしょうか？

わかりやすく言えば、携帯電話のように、毎晩、自分のカラダやこころの充電ができ、次の日の朝をエネルギーが満タンな状態で迎えられているのか、ということです。

充電の方法は人ぞれぞれですが、あえて口もとの話に置き換えると、シンプルに「言葉をかけること」になるでしょう。自分の声（こころの声も含む）は、真っ先に自分自身が聞くことになります。自分を癒す言葉、認める言葉、自分を励ます言葉を日常的に使っている人は、こころが安定し、穏やかで、ゆとりを持っています。

しかし現代人の多くは、携帯電話の充電が、残り5％を切っている状態で動いている人が多い気がしてなりません。

あなたは、自分に自信が持てなくなった時、どうしていますか？　苦しくつらく、自分自身から逃げ出したくなった時、どうしているでしょうか？

私は無性に苦しくなると、心理療法を取り入れます。それは私の薬とも言えるかもしれません。

前の人生脚本でもお伝えしたように、あなたの中には何人もの「私」がいます。心理学では、ペルソナ＝仮面、とも言います。「ペルソナ」の語源は「パーソナリティ＝個性」です。

個性は、一つに決まっていません。例えば、会社での自分、家族での自分、恋人との自分では、話す言葉や、態度も違ってくるはずです。だからと言って「本当の自分はどれ？」と悩む必要はありません。逆に一つだけの「仮面（個性）」で生きて行くと壊れてしまうでしょう。

これは、自分自身や多くのカウンセリング経験からも言えることです。いくつもの自分に役割分担をしっかりと「設定」し、自由に演じていくことです。

そのためにも、好きか嫌いかの本能の部分を大切にする。そして、映画の主人公が、生き生きと輝く物語を演じきってください。そうすれば、あなたの口もとから発する言葉で、自分も周りも癒し、元気づけることができるはずですから。

40 環境は、人格をつくりだす

環境は、人をつくります。これは、揺るぎようのない事実です。そのため、私たちは戦略的に自分の身をおく環境を整えなければなりません。

例えば、少年院に入る子どもが育った家庭の共通点は何だと思いますか？共通点は3つ。①ゴミ屋敷化した住居、汚れた水周り（特にキッチン）②一週間に3回以上のインスタント食品の摂取 ③毎日の清涼飲料水（コーラなど）の常用。もちろん、一概には言えません。ただ、衣食住の面において家庭環境は計り知れないほど大きな影響を及ぼします。特に幼い子どもは、大人の100倍もの感受性があると言われていますので、影も光も落としていきます。

正直なところ、私も掃除や整理整頓があまり得意ではありません。しかし、ラッキーなことに今のパートナー（夫）は、男性が掃除をして場を清める、ということに重きをおく家系で育っていました。

なぜなら、彼の一家は漁師だったからです。漁師さんは、船を動かす機械部分をきれいに保つことで、エンジンの不調などを見極めます。師弟関係も厳しく、料理や身の回り整理整頓のことをしっかりと叩き込まれます。昔ながらの丁稚のようなものです。

おかげで我が家はいつも、きれいな状態に保たれています。彼は毎日欠かさず、掃除機をかけ、壁を拭き、週に2回は、3〜4時間コースの大掛かりな掃除をします。本当に頭が下がります。

私の担当は、水周りの掃除と洗濯、食事だけです。田舎育ちの私は、「水周りをきれいにしないと、女性は不幸になる」「玄関は家の顔。玄関と水周りだけは、きれいにしておかないと、だらしがないと思われるからダメよ」と、子どものころから言われ続けていました。

そのような教えは、今となっては宝物となり、水周りと玄関だけは、自分できれいにしておかないと気持ちが悪い性分になりました。

私がメンタルトレーナーとして、スポーツ選手の担当をしていたときのことです。

強いチームには、ある法則がありました。それは一見テクニックや体力とは関係のないように思えること――脱いだ靴が揃っている、カバンが一定の方向に並べてある、つまり、**身の回りがきちんと整えられている、**ということだったのです。

場（環境）を整えれば、こころが整い、やるべきことに集中できる精神を作り出す。

その結果、チームが強くなるという流れになるのではないでしょうか。

もちろん、子どもたちにこれを習慣化させることは、本当に根気がいります。子どもに限らず、大人も同様です。しかし、私は環境こそが、良い流れも悪い流れも作っていく、そう確信しています。特に家庭や職場は、「**環境＝結果**」ぐらいに、重要な気がしてなりません。だからこそ、自分の場を戦略的に整えるべきなのです。

あなたの今いる環境は、きちんと整っているでしょうか？

もし、自宅や仕事場に居心地の悪さを感じているのであれば、心地良くなるよう、工夫することは緊急課題となります。

部屋が散らかっているのなら、今からでも「断捨離」してみましょう。一気にやらなくても良いのです。今日はリビングの机の上、明日は下駄箱というように、ひと区画を決め少しずつ進めていけば、意外とできるものです。ポイントは迷ったら、捨てること。

貧しい家庭ほどモノであふれ、豊かな家庭ほどシンプルです。シンプルになることが、今の時代には合っているような気がします。大切なものだけを選別して、環境を整えましょう。それだけで空気（エネルギー）の流れが違ってくるはずです。

41 重要なのは、どこにいるかより、誰といるか

まだ産まれて半年の娘を隣に寝かせながら、個人カウンセリングをしていたときのことです。クライアントである目の前の彼女は思い詰めたように言いました。

「悩んでいます。彼のことは好きですが、○○県の田舎に行かなくてはならないのです。結婚はやっぱり無理です」と。

私は彼女に「あなたは誰といるかよりも、どこで暮らすのか、が重要ということなのですね？」と聞きました。

彼女は眼を大きく見開き、しばらくの間無言でした。そして数分後、「私は誰とい

るか、の方が重要だと、いま気がつきました」と言ったのです。彼女は現在もその時の優しいご主人と幸せな結婚生活を送っています。

もちろん結婚の定義は十人十色。先ほどの彼女は「誰といるか?」に焦点をあてることで、人生が好転しましたが、場所が重要という人もいるでしょう。考え方は皆違っていいて何の問題もありません。しかし、自らそれをややこしくし、いつの間にか自分で自分の首を絞めている人が、なんと多いことか。

価値観はそれぞれとは言いましたが、人生は「誰といるか」で変化し、自分自身もそれに応じて変化することは事実です。徹底的に誰といる時の自分の調子が良くなるのか、気分が悪くなるのか、意地悪になるのか、落ち込むのか、元気になるのか、穏やかになるのかなどを、一度調査してみてください。

自分が良き関係だと思っていても、実は〝エネルギーバンパイア(吸血鬼)〟だったというような人も存在するのが現実です。あるスタッフが辞めたとたんに、患者さんが増えたり、業績がアップしたりする。仕事現場でも実際にある話です。

私自身も、ある人と会った翌日にはカラダの調子が悪くなる、ということが続く時期がありました。検証すると、90％以上の割合で不調になっていた、ということが分かりました。どちらかといえば好感が持てる人だったので、はじめはショックを受けましたが、本能では正しく判断していたようです。数年後、その人は私が思っていたような人ではないことが分かりました。

人間というものは、理性で本心を隠してしまいます。現代人は、それを無意識にやってしまうので、体調や気持ちの変化を気に留めておかなければ、人生がうまくいかなくなることもあります。

ぜひ、人と会う時は、自分のカラダとこころの状態を内観した上で会うことをお勧めします。大人として、これは重要な課題です。あなた自身が元気になる、やる気が出る、ホッとする、そんな仲間と一緒に仕事をしてください。私からの願いでもあります。

42 口もとの強みを知れば、やりたいことが見つかる

明日、命が尽きるとすれば、今のあなたは、どのような行動に出るでしょうか？もしくは、あと一か月の命と決まっているとすれば、あなたは今のような生活をするでしょうか？

15年以上前、私が心理学を学び始めた時このワークをしました。私は「やりたいことに着手できていないし、パニックになると思う」と答えました。でも、同じ質問をパートナー（夫）にしてみると、「いつもと同じだよ」という答えが返ってきて、非常に驚いたことを覚えております。

今、もしこの質問を投げかけられたとすれば、「本をもっと早いペースで書く」と答えると思います。私が人生でやり遂げたい大切なプロジェクトだからです。

これまでもお伝えしてきた通り、口もとは、人間関係において第一印象を左右する一番の場所です。男女の恋愛調査でも、約80％の人が口もとで判断していたとの結果

があります。歯の色が白く、歯並びがきれいだと好感が持てるけれど、黄ばんで不揃いの歯並びでは、点数が低いという傾向があったそうです。

笑顔、言葉は口もとから発信されます。コミュニケーションでは必須の部分でしょう。よく見ればあまり美人とは言えないけど、笑顔が魅力的で、言葉に思いやりや優しさ、誠実性や強さがある人に、人が引き寄せられるのはそのためです。

また口もとから発する人生観によって、自分自身を律し、襟を正し、覚悟を身につけることができます。あなたの口もとから発せられる言葉が、人生を決定づけるといってもいいかもしれません。実現したいこと、改善したいこと、あなたが今必要だと思うことをぜひ、自分の言葉で声に出して言ってみてください。

もちろん、やりたいことが、はじめから分かる人なんていないと思います。若い時は特にそうでしょう。私自身も、歯科医師になりたいとは思ったものの、きっかけは決して自分からではなく、環境や両親の言葉に影響され、刷り込まれていたものでした。しかし、それも人生の「縁」というものかもしれません。ですが、そこからは自分自身の意思で少しずつ今のキャリアへと進んできたのです。

もう一度、聞きます。

「明日、命が尽きるとすれば、あなたはどのような行動に出ますか?」

今、思いついた答えを声に出して言ってみてください。もしかすると、それこそが今あなたがどうしてもやりたい！　と思うことなのではないでしょうか。

どんな些細なことでも構いませんし、大きすぎるテーマでも構いません。まずはそれを口もとから発し、自分自身に改めて「宣言する」ことから始めてみてください。

もし、今すぐに思いつかなくても、あなたのやりたいことは必ず見つかります。そう信じて生きていくことを、今、決めてしまいましょう。もし違ったら変更すればよいのです。「決めて前に進む癖」をつけることができさえすれば、きっとうまくいくはずです。

見つけた時に、それを逃さないよう、楽しみながら訓練しましょう。私は、そのお手伝いをするときが、一番嬉しくもあり、エネルギーが満ちあふれてくるのです。

43 自己嫌悪になった時の回復方法

私はいまだに一日に何度か、自己嫌悪に陥る時があります。例えば、朝に原稿を書けなかったとき、娘のお弁当を作ってあげられなかったとき、机の上が片付いてないとき、食べ過ぎたときなど、日常茶飯事です。

でも、深く落ち込むことはありません。なぜなら、一秒も経たないうちに、リセットし、**「いま、やるべき事」に集中できる方法を実践**しているからです。

ここでその仕組みとやり方をお伝えしましょう。習慣化するのには、最低でも3か月かかりますので、気長に構えてください。

まずは、脳の仕組みについて少し触れておきましょう。私たちが感じたことは、4ボルトの電流になり、脳内にあるシナプス同士が繋がって理解されます。例え一瞬でも、「嫌だな」と感じれば、すぐさま脳内に反応が起こってしまうのです。反対にいいこと、好きなことに対しても同じことが起こります。

これを利用すればいいのです。例えば、場所。お気に入りの公園、旅行で訪れた湖のほとり、懐かしい故郷の景色、など。あなたの人生で心から深呼吸できた場所を、こころの引き出しにいくつか保管しておくのです。もちろん、場所に限らず、人やもの、動物でも構いません。

私は診療中、極端に緊張している患者さんには、このように声を掛けます。「自分が好きな景色、好きな人の顔を思いだしてください。そして、ゆっくりと深呼吸しながら、それらを思い浮かべてリラックスしてください」

人は「一事が万事」。診療室のチェアーで緊張しまくっている人は、日常生活でも同様な体験をしているはず。ですから、そういう人こそ、先ほどの**「こころの引き出し」を準備**しておいてほしいのです。

こころの中だけでなく、実際にアイテムを用意しておくことも効果的です。簡単なものでOKですが、**人間の最高のシステム「五感」をフル活用すること**をおすすめします。

弱っている時、思考は正常に働いてくれません。写真、映画、読書、音楽、香り、食事、散歩、運動、お守りなど。日頃からあなたのエネルギーを自動的に補給してくれる、自分だけの五感アイテムを知っておくこと、手元においておくことはとても助けになります。

私の場合は院長室に、究極のコラージュを用意しています。題名は「自分を癒してくれる者たち」。

コラージュとは、心理療法の一種でもあります。視覚情報から、エネルギーを補給します。自分だけの想い出の写真、気に入った雑誌などの切り抜き、または、大切なことが明確になる文字などをA4サイズの紙などに貼るという、効果絶大で私のお気に入りの芸術療法です。

私はコラージュの他にも、こころが平安になるようにと、中宮寺の「如意輪観音菩薩さま」の写真も飾っています。朝、院長室に入れば、その穏やかな顔が私を見守ってくれます。その横には、国宝阿修羅像の写真。目指すべき場所まで迷わぬよう、挑戦することを放棄しないで、前に向かって進んでいけるように導いてくれています。

自分のカラダの仕組み（システム）を学び、日々の反応を変えていくことは、快適な日々を過ごす鍵です。自分にとって不都合な習慣（癖）は取り除き、より良くする工夫（スキル）を身につけておくことです。

不安症、心配症の人が、何か一つを解決しても、次々に問題を見つけては抱えていってしまうのは、根本的な考え方を変えていないからです。それは、物事が起こる↓反応する、という過程において、反応部分がいつも問題（マイナス）になっているということ。その反応の癖を、自分自身が気づかない限り、終わることのないモグラたたきゲームになります。

負の連鎖を断ち切るには、「こころの反応を変える」ことです。これには、トレーニングが必要不可欠です。すぐには直りません。しかしスポーツと一緒で、練習すれば必ず身についていくことでもあるのです。

改めて、あなたはこころを癒す工夫をしているでしょうか?

もし、まだできていないなら、ぜひこの機会に自分を回復させる・勇気づける・人生がワクワクするアイテムを作ってみてください。自分が想像もしない素晴らしい空気感を味わえますから。

44 予定通りに行かないのは「口の中の犯人」のせい？

人生という壮大な計画を遂行するには、予想以上に時間も能力もかかります。ですが、当然自分が与えられている時間には〝限り〟がある。だからこそ、やるべき事を明確にし、できるだけ簡素化して目的達成ができるように心がけなければいけません。

ところが、それを邪魔する犯人が自分の口の中にいるかもしれないという事実をあなたは知っているでしょうか？

口の中の環境は、カラダの調子や精神の浮き沈みにも大きく影響し、生産性や目標達成に雲泥の差を生み出すのです。

例えば、ある30代女性の場合。結婚して子どもが欲しいと願っていましたが、なかなか恵まれません。とうとう不妊治療を受けることになりました。それでも、なかなか着床しないのです。

原因はなんと、彼女の重度の歯周病にありました。歯周病疾患とは慢性的な感染症ですが、痛みを伴わないため本人も気がつかないことが多く、非常に厄介です。さらに恐ろしいことに、歯周病菌は腫れた歯肉から血管に侵入して全身に回り、さまざまな病気を引き起こしたり、症状を悪化させたりする原因になるのです。

着床率は、歯周病菌の強さや数に反比例します。私の産婦人科の友人も、学会などで取り上げられたと言っていたほど、**歯周病は妊娠に大きく関係していた**のです。

また、**噛むことは認知症などの脳疾患に深く関係**しています。咀嚼《そしゃく》をすれば、顎の周りの筋肉が動き、顎骨を通じて骨伝導が起こります。顎を動かすことで、脳の血管内の血流状態も上がります。しっかりと噛むことができる口腔内であることは、認知症や記憶低下（ぼけ）防止、免疫低下の予防にも大きく影響しています。

精神的疾患であるうつ病などでは、著しい食いしばり傾向がみられ、体中が過緊張になっている人が多くいます。常に筋肉が緊張し、力が入っている状態が長く続けば、やがてカラダの中の免疫システムが悲鳴を上げてきます。歯を診れば、これらは一目瞭然です。また食いしばりを緩和させることは、全身の緊張を和らげることに繋がります。

適度なストレスは、人間にとっては必要不可欠ですが、慢性的なストレスを見過ごしていれば、精神的にも肉体的にも破壊されていきます。

ですから、口の中の状況、虫歯や歯周病、噛み合わせ、咀嚼時に使う筋肉の方向、食べ方から飲み込み方まで、あらゆることを歯科医院で調べてもらい、自ら把握しておくことが必要です。自分のカラダをうまく扱っていくためには口の中の環境を整えることが、非常に重要なミッションになってきます。

あなたの人生が予定通りに運ばれていないときにこそ、口の中を調べてみましょう。口もととは、人生のあらゆる所に繋がっているのです。

45 黄金の3カ所！ 小顔の速攻マッサージ

当院では、歯を治療してから「整形したの？ と言われました」「カラダが楽になりました」「恋人ができました」という感想をよく耳にします。

明らかに綺麗になった人、本来の自分を取り戻して生き生きとしている人、実年齢よりも若返った人、私たちもそのような嬉しい変化を目の当たりにします。

現代人の口腔内は、4人に3人は歯列不正であり、歯が並ぶ土手の部分が非常に狭くなっているというのが特徴です。これは、文明の発達において、咀嚼《そしゃく》回数が減るような食事に変化したことが影響しています。

だからこそ、私たちは時代に合わせて自分のカラダを日頃から整えることが必要不可欠になってきています。

口もとは、顎を動かす咀嚼筋を含め、どうにかスムーズに噛むことができるように、必死に適応しようとしています。しかし、無理をすればするほど、筋肉は過緊張状態になり、いわゆる食いしばりと言われる症状に発展します。大人だけでなく、子どもにも多くみられる症状です。これが続くと、筋肉が疲弊してコリが生じ、結果的に血流障害が起こり、血管内に老廃物が蓄積してしまいます。

きっと自覚されている方も多いのではないでしょうか？　顔のむくみ、首のコリ、肩のコリ、視力の低下、起床時の顎のだるさ……。ここでは、血管内に溜まった毒素を外に出すマッサージをご紹介しましょう。

免疫力アップ&小顔の速攻マッサージ

1、頭全体をマッサージ

頭蓋骨と頭皮を剥がすようにしっかりと両手の指or手の平を使って、血流を回復してください。剥がれるとカツラのように動きます。

2、耳の後ろ、後頭部をマッサージ

頭のマッサージと同様、イタ気持ちいいぐらいの力でマッサージします。痛いという感覚から、気持ち良いに変化すればOKです。

3、顎・耳・舌のリンパ節に老廃物を流す

リンパ節とは、免疫を守るためのものであり、唾液を出す働きの腺に集まっています。「リンパ節はゴミ箱」という感覚で、各部のリンパ節に老廃物を流し込んでいきます。

・顎下腺《がっか》

顎下腺《がっか》は顎の下にあります。親指の腹で耳の下から、顎の中心へ流していきます。この時の力は、やや強めです。下顎骨のふち部分にあるくぼみに、しっかりと親指の腹を入れてください。

・耳下腺

耳下腺は耳の周り。耳の後ろ側は、神経が集中しています。しっかりとほぐすこと。耳全体をもんだり、引っ張ったりしても効果的です。耳の周りは特に重要な場所になります。

・舌下腺

舌下腺は舌の付け根の方にあります。テーブルに肘をついて、親指の腹で顎(舌)の下部分をマッサージします。口唇の口角部を親指の腹で上にこすり上げるように押し、そのまま口唇全体の周りをマッサージしてください。

4、顔(目の周り)をマッサージ

目の周りの骨に沿って、軽くマッサージ。眼の周りはデリケートなので、親指を除く4本の指の腹が部分で軽く押します。次に、鼻の両脇を下から上に、眉毛の付け根部分まで流します。頬の下には、骨が出っ張っています。その頬骨の下のくぼみに、親指の腹をあて、上に押し上げながら中央から耳の横までほぐしていきます。最後に耳下腺に向かって流します。

5、首&鎖骨をマッサージ

首は耳の下から鎖骨の方へ流していきます。鎖骨部分は、グーのこぶしで、軽く内から外へ流していきます。最後には、脇の下の腋下リンパ節に流します。

ポイントは2つ。①頭の中でイメージすること　②各リンパ節が老廃物の最終処理場のゴミ箱と思って、その部分に向かい流していくこと。

肌が弱い人は、マッサージクリームや、オイルなどを用いて皮膚に負担がかからないようにしてください。

特に〝朝のむくんでいる顔〟には、耳の後ろ、側頭筋という頭の横の部分、顎の下の舌下部分の黄金の3か所をマッサージするだけで、速攻性があります。むくみのないスッキリとした見た目は、健康を映す鏡だとも言えます。

46 カラダの声を聴いてあげれば、愛は続く

あなたはちゃんと**「カラダの声」**を聴いているでしょうか？

自信がないという方は、これからお伝えすることをよく読んでください。あなたの性格傾向、ひいては命にも関わる、重要な項目です。

例えば、赤ちゃんや、まだ言葉を話せない幼い子どもは、自分の調子が悪くても言語で伝えられません。ですからそばにいる大人が、顔色やカラダの動き、体温、食欲などを観察し、その日の調子を読み取っていきます。

大人も同様です。あなた自身が自分のカラダをよく観察し、調子を把握していきます。その管理方法こそが、「カラダの声を聴く」ことになります。

大人になれば、少々の無理もやむをえない場合があります。しかし、それが慢性的に続いてしまえば、本来の機能が壊れていくことは必至です。各臓器の役目は、非常に大切であり、仕事の生産性や記憶力、集中力、創造性、やる気、情緒の安定など、

多岐にわたり影響し合います。

50代男性の例です。若い時から運動に長けていて、プロ野球選手のスカウトが来たほどの恵まれた体型と筋力がありました。しかし45歳ぐらいを境に、急激に衰えていきました。カラダを酷使し過ぎたのです。彼は本来、大らかな性格で、人のことを思いやれる人でしたが、その頃には別人のようになっていました。攻撃的になったり、否定的な言葉を使ったりするようになったのです。

わかりやすく言えば、「**人格が変わる**」ということ。もしあなたの家族の一人が突然、別人のように性格が変わった時は、要注意です。これは、臨床現場でもよくあることで、脳梗塞で倒れる前や、重い病気が分かる前に「そういえば、最近は別の人と暮らしているようでした」という言葉を聞きます。

糖尿病や高血圧、ガンや、慢性疲労など、この男性くらいの年齢で大きな病気に苛まれてしまう人は多くいらっしゃいます。カラダが辛ければこころの余裕もなくなり、つい相手の傷つく言葉を言ってしまったり、時には暴力をふるうなど、本来の自分ではなくなってしまうケースもあります。そのために家族関係、夫婦関係が壊れることもあるのです。

そうなれば、取り返しはつきません。今まで築き上げてきたものを、自分で破壊してしまいます。長い時間をかけて築き上げても「壊れるのは一瞬」です。


カラダとは、「愛の器」でもあります。

ここでいう愛とは、恋人や夫婦といった男女の愛だけではなく、広い意味での人間愛も含みます。


最近、人の眼を気にしたり、人を信じられない人があまりにも多いと感じています。ある程度は自己防衛でもあるため、しかたがないのかもしれません。でもできれば、信じたい、信じていたい、と願っているはず。

ここでもやはり、自身のカラダの声を聴くことが先決ではないでしょうか。器がしっかりしていなければ、中にいくら愛を注がれたとしても満たされることはありません。

耳を澄ませてあなたのカラダが発する声を聴いてあげてください。不調にいち早く気づき、対処をしてあげられるのは他でもない自分自身です。また、不調であることを自覚するだけでも、周りへの態度はずいぶん変わってくるはずです。

しかし、自分だけではそれすらも難しいこともあるでしょう。そんな時、頼れる存在があることはあなたの大きな救いになるかもしれません。

第2の母、第3の母的な存在。第2の父、第3の父親的な存在を持っておくことです。家族とは異なる、生きて行く上での重要人物、いわゆるメンター（師匠）的な存在です。

その人たちは、決して実親が言えない厳しい言葉をあなたに対し、届けてくれる人でなくてはいけません。いつまでも、実親だけに相談していれば、あなたの人生の枠は子どもの頃のまま変わることはないでしょう。ときおり、実の親でありながら、とても厳しい親もいます。その時は、メンターが優しい親となる。そのようなバランスが人生には重要です。

「カラダは、愛の器」です。時には他の人の手を借りながら、自分のカラダの声にきちんと耳を傾けてあげてください。そうすることで、愛する人のカラダの声も聴こえてきます。すなわち、**彼らを〝あなたが守ることもできる〟**ようになるのです。

47 最高の化粧は「口もと」から

科学的な研究によると、男性は女性について、ある特定の部分だけを見て判断しているそうです。それは、胸やお尻、ウエストのくびれではなく、なんと「唇」だったのです。

人間は生物学上、種の保存という任務を避けて通れないのかもしれません。食べ物を摂る唇が潤っていて若々しいことは、つまり、健康で子どもを産み育てることが可能であることを意味しており、動物社会では生命の存続をかけた判断基準であるということになります。

そんな見た目を補ってくれる強い味方といえばお化粧。ただし、私が尊敬する方々は口をそろえて「**化粧は、自分のためでなく、人のためにするもの**」とおっしゃいます。自分以外の他人を幸せな気持ちにしてあげることが、人生のミッションの一つだと考えているからです。

男性好みのお化粧は、私たち女性が思っているようなものでないことが、科学的な研究結果からも判明しています。メインはやはり唇です。先ほどもお伝えしたとおり、女性の口もとに本能的なセンサーが働いてしまうからです。

ですので、男性と会う時のお化粧は、目ではなく、唇中心のお化粧を心がけてください。足し算よりも引き算です。逆に女性同士の時は、アイメーク重視が効果的であることが判明していますので、ご参考までに。

男性が多い社交場や、デートの時は、やや薄目かな？　と思うぐらいの自然なナチュラルメークが最も好感がもたれるそうです。もちろん、相手の趣味もありますから好みを聞いておくことも大切です。ちなみに、私のパートナー（夫）はナチュラルメークが好みだそうです……ごく一般的な意見でした。

最強くちびるの秘密は「上唇が1、下唇が2」の黄金比率！

女優さんの中でも、好感度が高い方の共通点は、魅力的な唇ではないでしょうか。デビュー当時はパッとしなかった人でも、セクシーさが増し、好感度がアップした女優さんを見ると、口もとにひときわ魅力を感じます。

よく見ると、必ずと言っていいほど、実にこの「上唇1：下唇2」のバランスがうまく取られているのです。また、みずみずしく潤っていて女性の私でも思わず触れたくなるほどです。当然のことながら、口もとの魅力が分散してしまわないように、目元は控えめ。細部まで計算し尽くされていることに感嘆してしまいます。

上唇が1、下唇が2のゴールデンバランス、ぜひあなたのメイクにもさりげなく取り入れてみてください。魅力的な口もとでいることは、自分の気持ちが上がるだけではなく、知らず知らずのうちにあなたの周りの人を幸せにしているかもしれません。

第6章

口もとを変えて、人生が変わった症例

この章では、私が院長を務める歯科医院を受診した患者さんの症例をご紹介します。治療の手段として実際に患者さんたちが行ったMFTという口腔筋の機能訓練や、寝る時の正しい体勢、食べ物の飲み込み方や噛み方などのトレーニング方法についても簡単にお話ししようと思います。歯医者に足を運ばなくてもできることがいくつかありますので、ぜひご自宅などでお役立てください。

患者さんたちからは、アレルギーの改善、慢性疲労の減少、よく眠れるようになった、イライラがなくなった、子どもが集中できるようになったなど、多くの喜ばしいお声を聞かせていただいています。

実は私自身や私の家族も、それを実感している一人なのです。

20年間飲んでいた鎮痛剤から、卒業できた

50代女性。長年、重度の肩こりと片頭痛のため、鎮痛剤なくしては生活ができない状態でした。毎週、高額なマッサージを受けに行かなければ、仕事にもいけないほどの痛みで悩んでいました。

来院のきっかけは、ある時マッサージ師さんから「噛み合わせを診てもらった方がいい」と、歯科医院の受診を勧められたから。きっと全身のことを深く学んでおられる方だったのでしょう。

彼女は夜間だけ装着する特殊な矯正装置により、噛み合わせを調整することになりました。すると、症状が劇的に改善していきました。装置をつけ始めてから2か月余りの短期間で、20年も飲み続けていた痛み止めから開放されたのです。

彼女が泣きながら、「先生、私はこんな日がくるなんて思ってもいなかったので、本当に感謝しております」と言ってくれたことが忘れられません。今では自分の経験を通じ、噛み合わせの大切さを多くの人に広めてくれています。

苦しんでいた花粉症が改善した

40代女性。彼女は物心がついて以来、「鼻がスッキリとした覚えがない」とのこと。本人も単なる花粉症であり、多くの人が持っている現代病と捉えていたため、根本治療などは考えたことがなかったそうです。

しかし、歯の詰め物が取れたのをきっかけに、当院を受診し、噛み合わせとカラダの歪みを整えるために、ＭＦＴ（筋機能訓練）をはじめることになりました。これは口の周りの筋肉を正常に機能させるための訓練で、自宅でも簡単にできるものです。

例えば、口呼吸はせずに鼻で呼吸する練習をするのもその一つ。具体的には、寝ている時に口の中心に口テープを貼るだけです。それだけでも、口唇周りの筋肉が自然と矯正され、口が閉じやすくなってくるのです。

また、飲み込み方、食べ方（咀嚼《そしゃく》）、寝相なども併せて指導しました。

理想的な飲み込み方は、舌を上に上げた状態です。少量の水を口に含み、口を半開きにしたまま飲み込む練習をします。これが出来ない人がほとんどです。舌を上顎につけた状態で飲み込むのが、正しい飲み込み方になります。

食べ方は、左右をまんべんなく使い、一口で30回噛むのを習慣にします。また、ガムを丸めて上顎につけたり、左右の奥歯噛みだけでなく、前歯も積極的に使い、前方部も刺激します。一日に15分を目安にトレーニングしてもらいました。

寝方の基本は、仰向け寝です。横を向いて寝る、うつ伏せで寝るという習慣があれば、直ちに改善してもらいます。寝がえりは生理的な当たり前の現象なので問題はありません。しかし、はじめから横を向くのは避けたいところ。枕の高さを調整するなどして、改善してもらっています。

するとあきらめていた花粉症の鼻水が出る症状がなくなったとのこと。

「この時期には、家ではティシュを片手にぐずぐずしていたのに、今回は全く必要なくなっていました。正直、自分が一番驚いています！」とうれしそうに話してくれました。

うつ病、パニック障害が軽減！ 性格が明るくなった

20代女性。5年前にうつ病、パニック障害と診断されています。パニック障害とは、自分が予期せぬところで突然、胸がバクバクして息ができなくなるなどのパニック発作が起こってしまう、不安障害に分類される精神障害のことを言います。

会社勤めをはじめてから、人間関係が原因で精神的なストレスが増え、結果的に社会生活が困難になったため今では家にこもっているとのこと。

さらに彼女は低体温症（35度代）で、冷え性でもありました。また、精神科の受診をきっかけに、精神安定剤、睡眠導入剤などを常用するようになったのですが、薬の

服用と比例するように症状も悪化。カラダの倦怠感や無気力などの症状が出るようになりました。その上コロナウイルスへの心配や将来への不安も増し、最近は寝ている時の食いしばりで、夜中に起きてしまうほど。そのせいで歯が強く当たる箇所がいくつかでき、起床時は気になって仕方がないと言います。

彼女の場合は、カラダを温めるための食事指導と定期的なカウンセリングに加え、歯科的な治療として噛み合わせの調整を行いました。また、夜間の食いしばりを改善するため、口腔周囲筋を鍛える「あいうべ体操」（7章）などの、MFT（筋機能訓練）を実施しました。

半年後には徐々に笑顔が見られるようになり、不安症もなくなりました。現在は、平熱も36度台になり、倦怠感などの不定愁訴も改善しています。

イライラとネガティブな性格が変わった家族

60代男性。極度の肩こりと慢性疲労に加え、訳もなくイライラしてしまうとのこと。「最近、夫の性格が変わったんです。いつも怒っています」「どうせ、俺は役立たずだと思っているんだろう、とか、あと10年も経てば死ぬ、とか言うんです」と、奥様も困っておられました。一緒に暮らしている人にとっても、つらい状況にあったのです。

彼の口腔内を診てみると、歯が生えている土手が小さく、全体の歯が内側に倒れている状況でした。さらには自らの噛む力によって、歯が削られ、手で触っても痛いくらい鋭利に尖っていたのです。

当院では、まず歯の鋭利な部分をなだらかにしました。それだけでも、口腔周囲の筋肉が緩むのです。特に舌は傷つけられていたので環境が一転し、舌筋の緊張も取れました。それに伴い舌筋と関係している肩の大きな筋肉も緩みました。同時にマウスピースを着用し、夜間時に起こる過度な咬合《こうごう》力を分散させました。

彼の険しかった顔の表情はだんだんと和らいでいきました。次第に家族内でのケンカも減り、今は穏やかな生活に戻ったとのことです。イライラの原因が口腔内にあるなんて、思いもしなかったことでしょう。もし、あなたの家族でイライラしている人がいたら、少し疑ってみてもいいかもしれません。

無気力な子どもの顔つき、体質が変わった

7歳の男の子。唇はかわいらしい「富士山」の形をしていますが、前歯が重なってはえています。また、常に口を開けていて、お母さんによると閉じているところを見たことがないとのこと。眼の力、集中力もなく、外遊びは「疲れるから嫌い」といつも家でゲームをして遊んでいるそうです。体型がふくよかなせいか、動くのがしんどいのだと言います。椅子に座っている姿は、まるで小さなおじいちゃんのように猫背になっていました。

まずは口呼吸を改善するため、前述した就寝時の口テープや、あいうべ体操（7章）、ガムトレーニングなどのMFT（筋機能訓練）をすることにしました。また併せて姿勢の改善を目指しました。

食事の際は、足がつく椅子にしてもらいます。どうしても足がぶらぶらと宙に浮いてしまう場合は、本を積み重ねるなどの工夫をして、足底をつけて食べるようにします。また、携帯の画面を見る時は手で持つのではなく机の上に立てかける、家のあちこちに全身を映す鏡を設置して、自分の姿勢がチェックできるような環境にするなど

の姿勢の改善を試みました。

3か月くらい経った頃でしょうか。だんだんと目に力が出てきたのです。その頃から、口呼吸が改善されたことによりアレルギーも減少しました。

口呼吸の弊害

口で呼吸するということは、カラダにとって大きな弊害を及ぼします。喉から直接、アレルギーを引き起こすウイルスや細菌がカラダの中に入ってきてしまい、免疫力を著しく低下させるのです。さらに、口を開けていれば、口腔内は乾燥状態になり、唾液が出ません。唾液とは、カラダを守る防御システムですから、喉奥の扁桃腺が腫れたり、虫歯や歯周病にもかかりやすくなり、口臭も悪化させることになります。

子どもの場合は、歯並びにも大いに関係します。口を閉じていないせいで、外側周りの筋肉（口唇や頬粘膜）と、内側の筋肉（舌筋）のバランスが崩れてしまい、均整がとれなくなります。結果的には、口呼吸の子どもは歯列不正になります。

また彼の場合は、鼻からラクに呼吸できるようになったことで、酸素を多く吸えるようになり、疲れやすさやカラダのだるさも軽減されていきました。

疲れにくくなったことで運動量も増え、それによって体重は減り、以前よりはるかに活動的になりました。それと同時に集中力も増したとのこと。結果的には、学力と運動機能もアップすることとなったのです。

第7章

口もとで分かる「性格タイプ5つの特性」とは？

口もとは不思議なことに、あなたの性格や日常生活の癖をダイレクトに反映しています。

中でも、噛み方、飲み込み方、寝方（寝相）、姿勢、スポーツの習慣の有無などは、口もとだけでなく骨格形成や消化器官、免疫システムにまで大きく影響を及ぼします。また、カラダの調子が良ければポジティブな性格傾向に、常に不調であればネガティブ傾向に陥ります。さらに連動して、発する言葉や笑顔も異なってくる、というわけです。

まず、自分や家族、身近な人のタイプを知りましょう。その上で、対処方法を５つのタイプのあとにイラスト（１９９ページ）で載せていますので、参考になさってください。**歯科医院へ受診しなくても、自宅で出来ること**も書いてありますので、ご安心ください。

（＊各自の状態や、症状により異なります。確実なのは、歯科医院受診です）

我慢強く、頑張り屋さんタイプ

現代、このタイプの方が非常に多くみられます。奥歯の食物を磨り潰す歯（大臼歯・小臼歯）が、舌の方（内側）に倒れていて、舌の居場所が非常に狭くなっています。

さらに特徴的なのが、舌です。**舌の両側にギザギザな型が**付いています。

これは、噛む筋肉（咀嚼《そしゃく》筋）、頭部や首、肩の筋肉がいつも過緊張になり、主に後頭部の筋肉が凝り固まっている状態を表しています。首の後ろを少し触るだけでも、痛みで悲鳴をあげる人もいます。常に噛みしめている証拠とも言えます。

頭痛、肩こりなどの不定愁訴を自覚できる人は少なく、症状が進行していても、自覚の無い人が多いのも特徴です。

性格傾向

純日本人的な一見おだやかな傾向です。日常的にカラダの我慢（自覚はない）ができていますから、自然とこころの我慢もできる方です。

人の意見を尊重し、臨機応変な対応もできますが、自分の考えが強くやや頑固な側面も持っています。謙虚で素直な方が多いので、トラブルが少ないです。

しかし、謙虚で素直な性格が裏目にでて、気遣いからのストレスも多くなり、夜間の食いしばりが頻繁に起きてしまいます。噛みしめる過度な力により、さらに歯は、舌方向へ倒れていき、どんどん噛み合わせが変化します。歳と共に下の前歯が重なってくるケースが多いのも特徴です。

本人が自覚するのは、よほどそれがひどくなってきた時です。将来的に、脳梗塞や脳血管障害などにかかりやすいので、注意が必要です。

対処方法

当院では、現時点の口腔内写真を撮り、モニターで確認してもらいます。特に症状が強い方は、全身の姿勢、歪みも画像にして記録し、患者さんにお渡しします。

その後、口腔周囲筋のトレーニングや、改善すべき悪習癖を正すメニューからの治療が始まります

特に幼児~約14歳までの、永久歯列（大人の歯）に生え変わる時期までのお子様は、歯科医院で口腔周囲筋のトレーニングや、飲み込み方、呼吸方法、食事指導などを受けてください。

このタイプの方にとって、**1番効果的な治療法は、「夜間だけの矯正」**です。**6歳〜大人まで可能**です。私の主人は、夜間に起こる「イビキ」と「睡眠時無呼吸症候群（＊）」までもが改善しました。

＊睡眠時無呼吸症候群：睡眠中に空気の通り道である上気道が狭くなることにより、10秒以上呼吸が止まる機能疾患。突然死などを引き起こすこともある。

自宅で出来ること

積極的におこなうもの

■舌の位置の改善（対処①）

■頭皮のマッサージ（対処②）

■就寝時に口テープを貼る（対処③）など

より改善傾向になるもの

■口腔周囲筋のトレーニング（対処④-1、2）

■舌体操（対処⑤）

■噛み方の改善（対処⑥）

■飲み込み方の改善（対処⑦）

■姿勢を整える、など

歯科医院で有効的なもの

■噛み合わせの診断、噛み合わせの調整（悪習癖を整える指導とセット）

■歯並びだけでなく、生体を健康に導く「夜だけ矯正」（＊）

＊「夜だけ矯正」とは

狭い顎を本来の大きさまで整えることで、呼吸器系や神経系などを正常な状態に導きます。鼻炎や頭痛、首や肩の痛み、顎関節症、イビキ、睡眠時無呼吸症候群などの改善が期待できます。また、非抜歯（抜歯しない）が特徴。ご興味ある人は、当院にお問い合わせください。

正義感が強く、完璧主義傾向のイライラタイプ

このタイプの人は、歯がするどいナイフのような環境になっているため、自分でも知らず知らずのうちにイライラしてしまいます。

歯はもともと少し尖った状態ですが、本来なら摩耗といって、長年使っている間に

少しずつ擦り減り、丸くなります。口腔内は柔らかい組織（舌・頬粘膜）に囲まれているため、歯が丸くなだらかな状態であることは、とても大切。特に**「舌」を傷つけないですみます。**

現代人が尖ったままの歯になる理由は、2つあります。

① 歯並びが悪く、上下の歯が適切に噛み合っていない
② 絶えず夜間におこなわれる食いしばりで尖った状態に削れてしまった

また、歯が深く噛み込み、全く動かせない状態に陥っている場合は、周囲の筋肉の硬直が慢性的になり、将来的には多くの病気の引き金になるので、要注意です。

性格傾向

真面目で正義感が強く、ルールを守ることが正しいと感じています。真面目過ぎて不器用な側面もあり、人のちょっとした違反も許せず、攻撃的な側面があります。

「決められたルールを守ること」に焦点が当たっているので、それが果たされないと日常的にイライラし、不服そうな、怪訝そうなお顔をしている方が多いです。

基本的に優しい人であっても、舌を傷つけてしまうナイフ状の歯に囲まれた口腔内環境では、**ネガティブ傾向に陥ったり、他人の目が気になったりします。**

まずは、自分がこのタイプであることを自覚することが先決です。

処置方法

実際に歯を指の腹で触診し、軽く触っても痛い箇所はごく少量の調整で丸めていきます。ご家庭でも、スプーンなどでこするだけで、改善する人もいます。

さらに、上下の噛むところだけを診るのでなく、噛みながら横にギリギリと動かす側方運動の可動域もみていきます。動かないで状態であれば、要注意です。肩こりや頭痛も、このケースの特徴です。

些細な調整でも、カラダの変化に敏感な方は、「先生、楽になりました」「全く舌の位置が全く違います」など、即座に反応が返ってきます。

定期検診の時には掃除だけでなく、広範囲の視野で診てくれる歯科医院を選ぶことが、自分の歯や健康を守っていくポイントになります。

自宅で出来ること

積極的におこなうもの

■指の先で尖った部分を確認し、スプーンの丸い背の方でこする

■舌の位置の改善（対処①）
■頭皮・後頭部のマッサージ（対処②）
■就寝時に口テープを貼る（対処③）など
■口腔周囲筋のトレーニング（対処④-1、2）
より改善傾向になるもの
■舌体操（対処⑤）
■噛み方の改善（対処⑥）
■飲み込み方の改善（対処⑦）など

歯科医院で有効的なもの

■噛み合わせの診断、噛み合わせの調整（悪習癖を整える指導とセット）
■夜間に装着するナイトガードの製作（歯のダメージを緩和）など

カラダの声を聴き逃してしまう、おっとり寛大タイプ

歯を支える骨（歯槽骨《しそうこつ》）が、壊れているタイプです。何を聞いても、「大丈夫です」

「何ともありません」と、異変に対し鈍感です。

歯が膿んでいる、もしくは歯が割れている状態でも、本人の自覚がなく、気がつかない（ふり）で生活し続けています。自分のレントゲン写真で明らかに深刻な状態を確認しても、前向きな意見の方が多いです。

実際に食事で噛みづらくなった、歯が動いてきたなどと、状態が著しく悪くならない限り歯科医院を受診しないので、手遅れになる場合が多いのが特徴です。

性格傾向

このタイプの方は、良い意味でとらえると頑丈で、性格も寛大です。明るく前向きな感じの方が多く、神経質の真反対。とてもポジティブで良い印象を受けます。

しかし、**「自分のカラダと対話すること」が苦手なため、自分のカラダの声を聴き逃しています。**

このグループは、大きく2つに分かれます。痛い時、取れた時だけ来院するパターンを変えないグループと、今までの歯科医院への通い方を変え、**自分の歯や健康を守っていく**という思考基盤に移行するグループです。

習慣を変えることができた人は、仕事もプライベートも充実するだけでなく、元気になり、見た目も若返ります。女性であれば「化粧品を変えたの？」「何かしているの？」と聞かれるそうです。

処置方法

「自分のカラダの声を聴けるようにすること」が、極めて重要です。

今現在が、結果として悪い症状であれば、今までの考え方や行動パターンを変えることを考えてみましょう。

「自分のカラダが健康であれば、健全な思考ができる」。

治療は、基礎的処置も含め、**自分を大切にする**ことを意識してもらいます。

長年かけて壊した自分のカラダを焦らずに治し、その上で、**死ぬまで使い続ける口腔を丁寧に扱う**こと。メンテナンスには、歯科分野だけでなく、食事や精神的な考え方の再構築も併せて行えば効果的です。

治療を中断しなければ、最後は見た目も含め、全てがバージョンアップしていく方が多いです。

自宅で出来ること

積極的におこなうもの

■適切なブラッシングと歯間ブラシなどの併用

■食事の改善（甘いものを控える、間食はしないなど）

■就寝時に口テープを貼る（対処③）

より改善傾向になるもの

■口腔周囲筋のトレーニング（対処④-1、2）

■舌体操（対処⑤）

■舌の位置の改善（対処①）など

歯科医院で有効的なもの

■噛み合わせの診断、噛み合わせの調整（悪習癖を整える指導とセット）

■夜間に装着するナイトガードの製作（歯を支える骨への力をコントロール）など

明るく楽天的で、個性的な出っ歯タイプ

上顎の幅が小さく、歯が並ぶ土手の形が、V字型または、U字型をしています。歯がきちんと並ばないので、上の前歯が唇側に移動した状態ではえています。

歯が出気味なため、口唇が閉じづらく、普段から口を開けている状態が多いのが特徴です。笑った時に歯肉まで見えるタイプで、基本的には、**口呼吸（口で息をする）**の習慣であり、大半の方は唇が渇き、カサカサになっています。

性格傾向

有名人でいえば、明石家さんまさんのように、一見明るくひょうきんな方が多く、楽天的な言葉を発し、周りを笑わせ、人を和ませる雰囲気があります。

本人は隠しているつもりですが、譲れない自分のこだわりがあるため、他者の意見を受け入れるまで時間がかかります。

器用で柔軟性に富み、行動力もあるので、信頼関係さえ整えば、驚くほど素直で、理解力も早く、診療がスムーズに進みます。

しかし、仕事が忙しい、体調不良などの理由で、診療が中断してしまうと、ポジティブさが裏目にでてしまい、「まあ、いいか」と先延ばしにします。悪気もなく、いつの間にかフェイドアウトしてしまうケースが多いです。

処置方法

このタイプは「現状をしっかりと受け入れること」が、何よりも重要です。自分の個性を非常に大切に扱っていますから、理解してもらえている、という実感がなければ、協力的になってはくれません。

基礎的な歯周病の治療と並行し、主訴治療が優先されます。歯だけでなく、口腔周囲筋のトレーニング、姿勢などの生活習慣の改善、噛み合わせの治療、矯正などで前歯をおさめると、全てが好転していきます。

口唇をスムーズに閉じることで、カラダの免疫機能も体調も改善していきます。

自宅で出来ること

積極的におこなうもの

■口腔周囲筋のトレーニング（対処④-1、2）

■舌の位置の改善（対処①）
■就寝時に口テープを貼る（対処③）
■就寝時の寝方（対処⑧）
より改善傾向になるもの
■頭皮のマッサージ（対処②）
■舌体操（対処⑤）
■噛み方の改善（対処⑥）
■飲み込み方の改善（対処⑦）
■姿勢を整える、など

歯科医院で有効的なもの
■噛み合わせの診断、噛み合わせの調整（悪習癖を整える指導とセット）
■歯並びだけでなく、生体を健康に導く「夜だけ矯正」
呼吸器系や神経系などを正常な状態にし、鼻炎や頭痛、首や肩の痛み、顎関節症、イビキ、睡眠時無呼吸症候群などの改善が期待。

非抜歯（抜歯しない）。ご興味ある人は、当院にお問い合わせください。

決めたことは貫く、猪突猛進タイプ

笑った時に見える前歯が、20年以上の長期間で、自分でも気がつかないうちに短く擦り減っているタイプ。本人たちは痛みも何も感じません。

奥歯も比例して、かなり擦り減っています。当然ながら奥歯のかみ合わせが低くなり、最終段階に入ると、一番負担がかかっていた歯が壊れてきます。その痛みや動きで、ようやく受診します。

噛み合わせが低くなると、見た目もかなり老けます。顎への影響も出てしまい、顎関節症になる場合もあります。またご高齢の方は耳も遠くなる傾向に陥ります。

性格傾向

我慢強く自分の考えをしっかりと持ち、頼りになるタイプですが、とても楽天的な性格で、すぐに治ると考えがちです。自分の考えが石のように強固であるため、新しい意見を受け入れるまでに時間がかかります。

痛みを感知するセンサーがタフ（鈍い）なため、「噛めない」というカラダにとっての緊急事態になっても「たいしたことはない」と捉える傾向にあります。不器用なタイプとも言えますが、ポジティブな考え方が基礎にあるため、外交的であり、無茶を言っても憎まれない得な性格です。

処置方法

これ以上、歯が擦り減らないようにする処置をします。夜につける「食いしばり防止の装置」、舌の位置や、飲み込み方の癖の改善がポイントです。

今まで通りの生活では、歯を失い、最終的には「入れ歯」になる可能性も高くなること、美味しく食事ができなくなる、病気になりやすくなるなどの、将来起こりうる症状もお伝えします。

長年かけて壊れたものが、短期間では治らないことを納得いくまで、時間をかけて話し、**本人の希望と治療方針の折り合い部分を明確にして**いきます。

もともとは基礎免疫力が高く、丈夫な方が多いので、ライフスタイルに応じ、処置方針やメンテナンスのメニューを決定していきます。

自宅で出来ること

積極的におこなうもの

■舌の位置の改善（対処①）

■頭皮のマッサージ（対処②）

■就寝時に口テープを貼る（対処③）

より改善傾向になるもの

■口腔周囲筋のトレーニング（対処④－1、2）

■舌体操（対処⑤）

■噛み方の改善（対処⑥）

■飲み込み方の改善（対処⑦）

■姿勢を整える、など

歯科医院で有効的なもの

■噛み合わせの診断、噛み合わせの調整（悪習癖を整える指導とセット）

■夜間に装着するナイトガードの製作（歯のダメージを緩和）

■噛み合わせの高さを適切に戻す、など

「かんたんセルフケア」イラスト解説

対処①　舌の位置

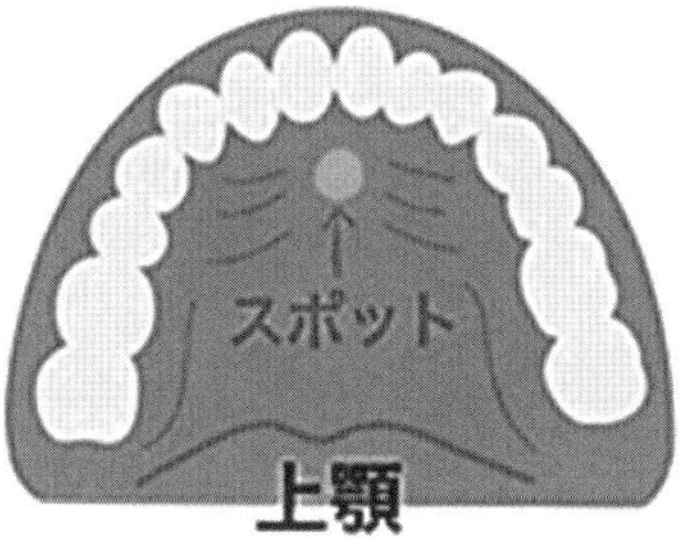

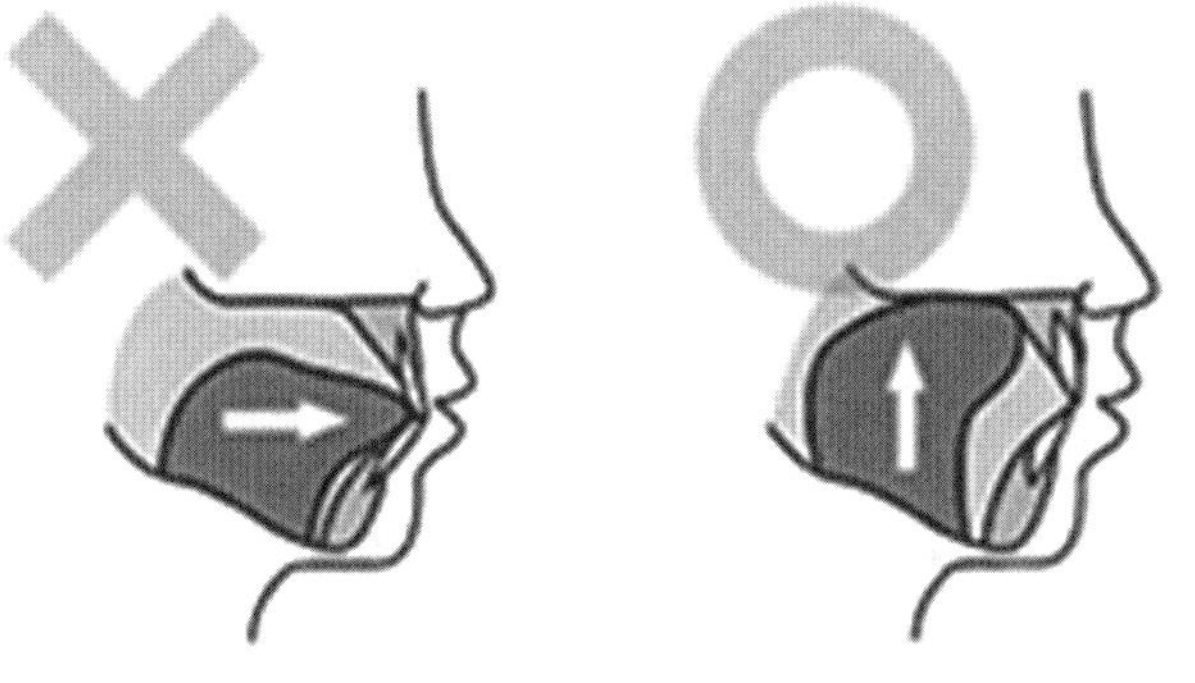

舌が下がっている　　適正な舌の位置

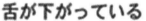

対処②　頭皮マッサージ

❶

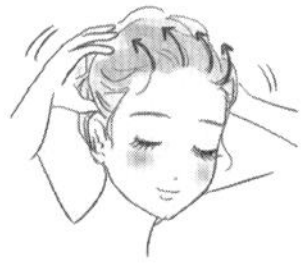

生え際から襟足に向けて、頭全体をほぐす。

❷

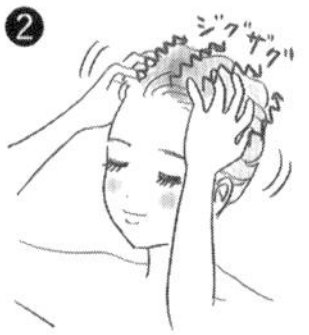

指の腹で頭皮をとらえながら、ジグザクに動かす。

❸

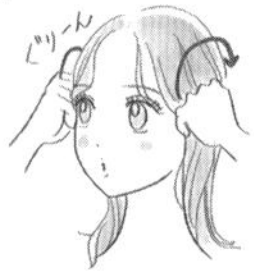

ゲンコツをこめかみにグッと押してから、上に引っ張り上げて後方向へ動かす。

❹

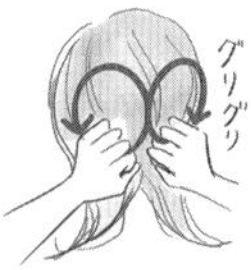

ゲンコツを当て、円を描くように後頭部全体をほぐす。

❺

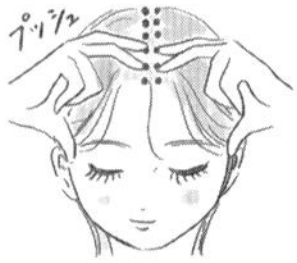

親指を耳の上の骨のくぼみにかけ、指先をイラストの点、前から後へプッシュ。

❻

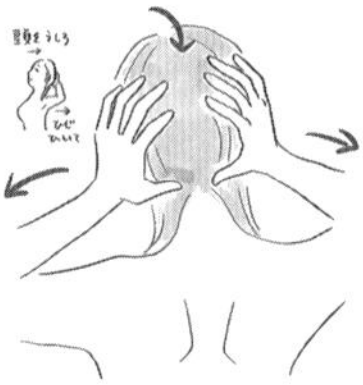

首のつけ根のへこみに両手の親指を引っかけ、ひじを後ろ側に開くとツボに入る。

❼

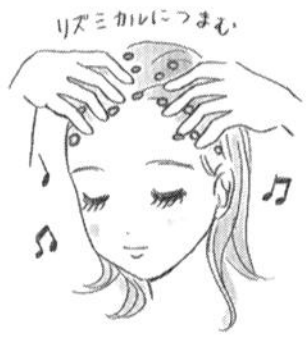

頭皮をランダムにつまむ。リズミカルに、柔らかくほぐす。

❽

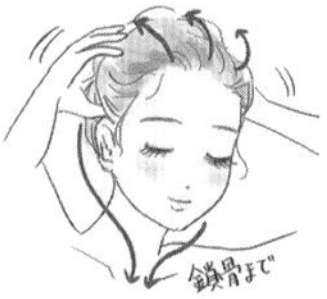

耳の後ろから首のサイドを通って、鎖骨のリンパまで流して終了。

「美的」より引用

対処③　口テープの貼り方

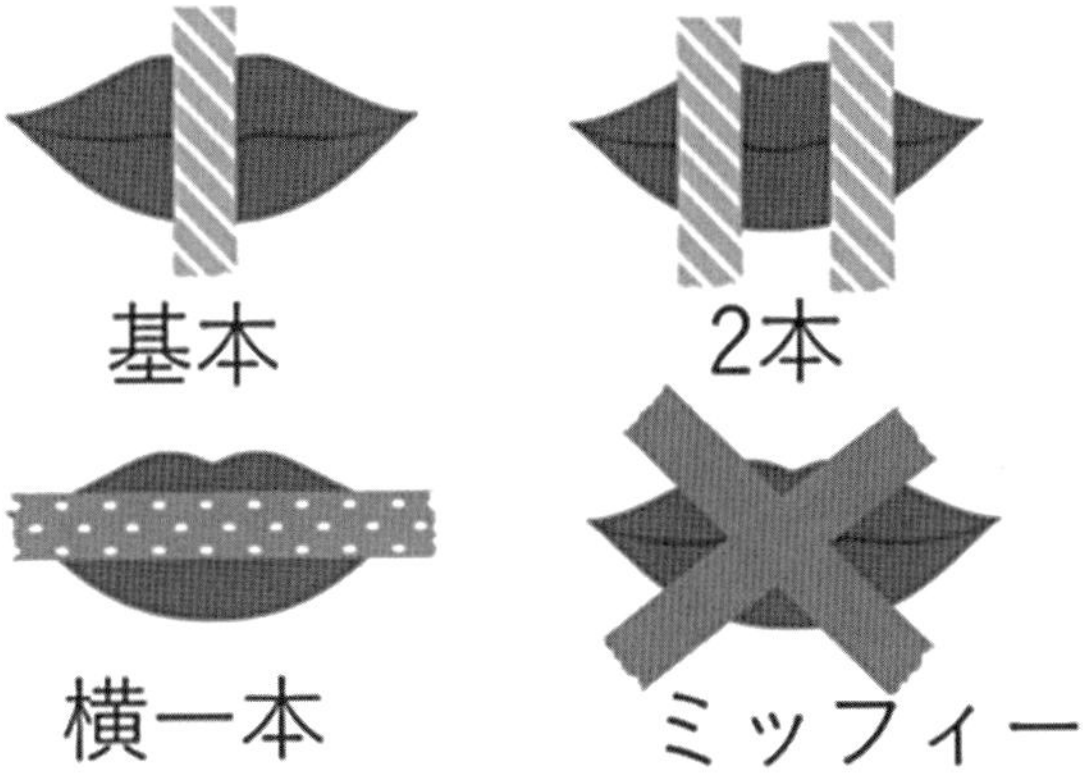

基本の貼り方は、縦貼りです。ピタッとではなく、
唇に沿わすようにうに縦に3cmぐらいのテープを貼ります。

初めて貼る時は、「今晩は貼るぞ！」と
言い聞かせるようにすると効果的です。

慣れてきたら、いろいろな貼り方を試してみましょう。

※テープは医療用の紙テープが肌荒れしにくいのでオススメです。

みらいクリニックより引用

対処④ー１　口腔筋機能療法（MFT）

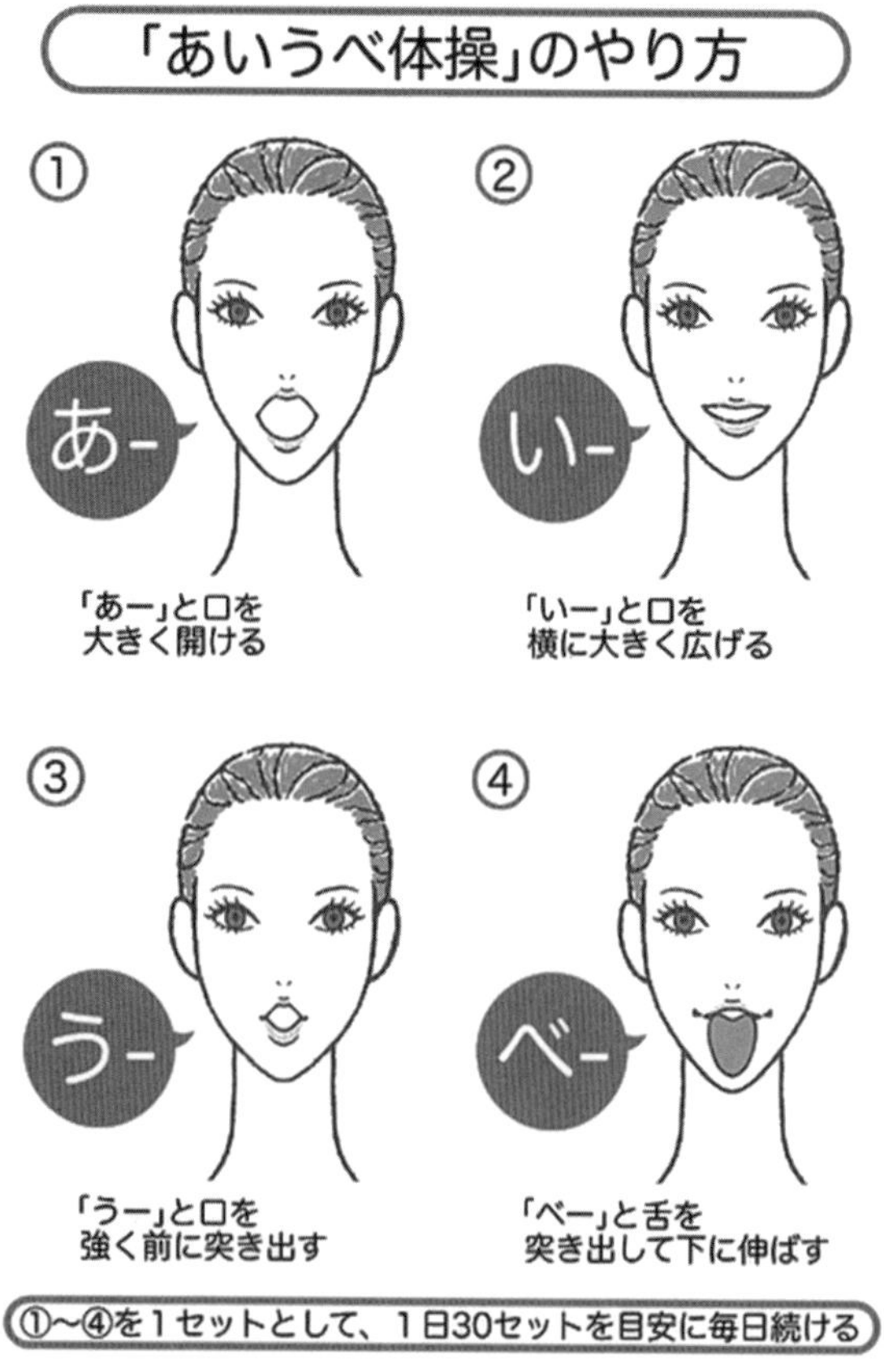
「あいうべ体操」のやり方
①
あー
「あー」と口を
大きく開ける
②
いー
「いー」と口を
横に大きく広げる
③
うー
「うー」と口を
強く前に突き出す
④
べー
「べー」と舌を
突き出して下に伸ばす
①〜④を１セットとして、１日30セットを目安に毎日続ける

対処④－2　ガムトレーニング

なぜトレーニングするの？

舌を正しい位置にして
本来の機能を発揮させるため
舌の位置や、どう機能しているのか
ガムを使って調べる事ができます。
◆ガムの形→舌の動き
◆ガムの厚み→舌の筋力

ガムトレーニングで
できること

① 舌の機能チェック
② 片噛みを治し、噛む力をつける
③ 舌の運動の訓練
④ 舌の筋力をつける
⑤ 正しい飲み込み方の訓練

ガムトレーニングの方法

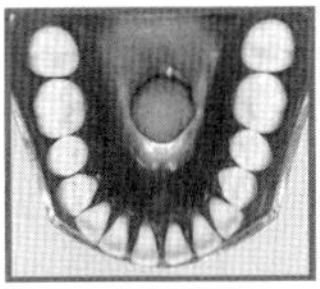

① トレーニング・ガムを用意しましょう！

② ガムをしっかり噛みます
（例：右→前→左を繰り返す）
★片噛みを治す噛む力をつける

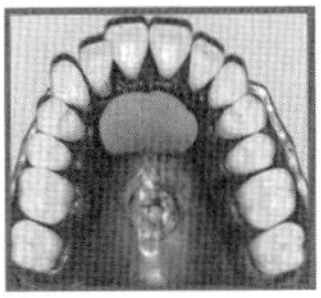

③ 唾がたまってきたら、舌の上でボール状に丸めます
★舌の運動の訓練

④ ガムを上顎の中央に舌で押し付けて円形に広げます
★舌の筋力をつける

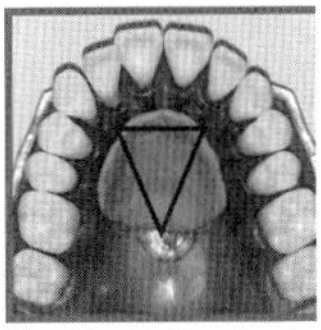

⑤ ガムを上顎につけたままで「ごっくん」と
唾を３回飲み込みます

正しい飲み込み方が出来ている場合、ガムは喉の奥に
向かって逆三角形になります
★嚥下（飲み込み）の練習

③〜⑤を１回以上、15〜20分を目標に頑張りましょう！

※舌の機能が足りないと・・・
ガムが前歯につく、ガムをボール状にできない、
円形に広げられないまたは薄く広げることができない

対処⑤　舌体操

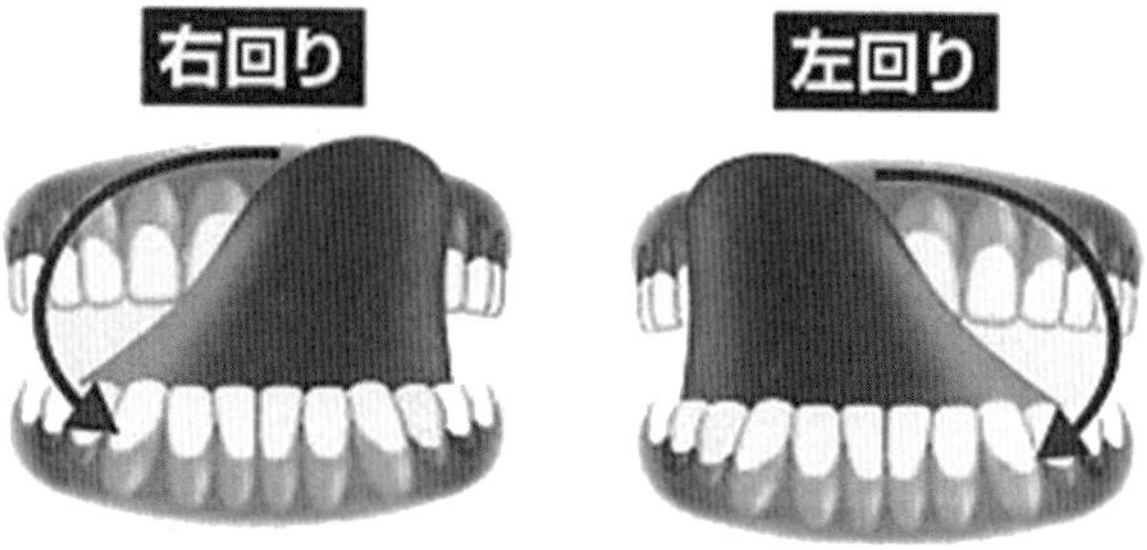

しっかりと口を閉じて、舌の先で歯ぐきの表側をなぞるように

① 舌をしっかりと前に出す（3回）

② 噛まないようにしっかり口を閉じ、
舌先で歯ぐきをなぞる
まずは、ゆっくりと右周り20回

③ 左回りを20回

※①から③を1日1～3セット行うと効果的です

対処⑥　噛み方の改善

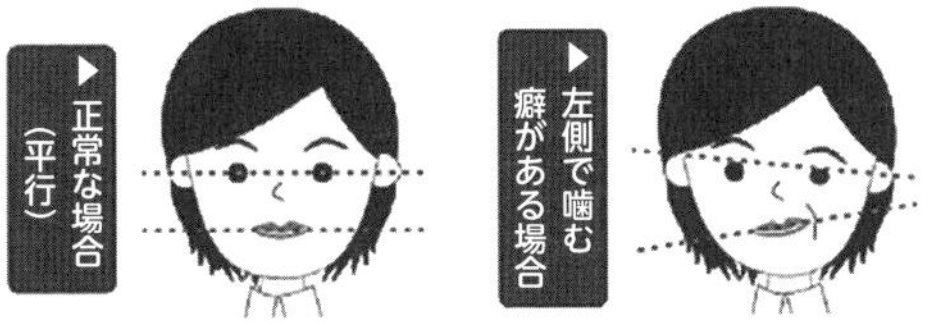
正常な場合（平行）
左側で噛む癖がある場合

噛み方は、両側噛みが基本です。

どちらかだけで噛むクセがあると、筋肉の使い方に偏りが生じ、顔が歪んだり、歯並びにも影響してしまいます。

子どもの場合

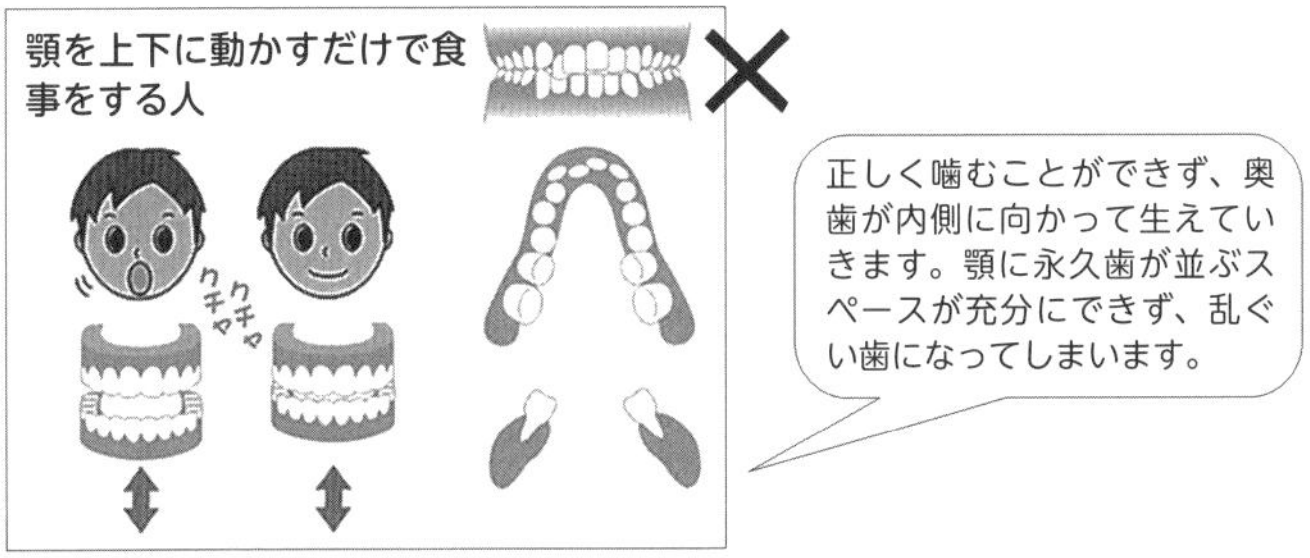
顎を上下に動かすだけで食事をする人
クチャクチャ
正しく噛むことができず、奥歯が内側に向かって生えていきます。顎に永久歯が並ぶスペースが充分にできず、乱ぐい歯になってしまいます。

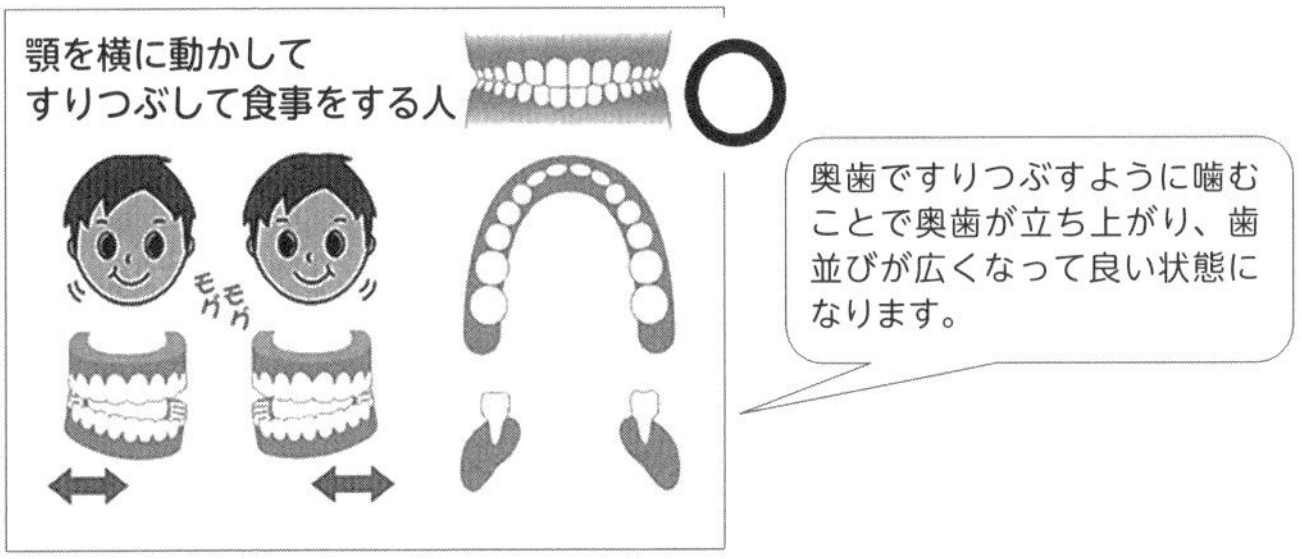
顎を横に動かしてすりつぶして食事をする人
モグモグ
奥歯ですりつぶすように噛むことで奥歯が立ち上がり、歯並びが広くなって良い状態になります。

対処⑦　飲み込み方の改善

食べる時の姿勢

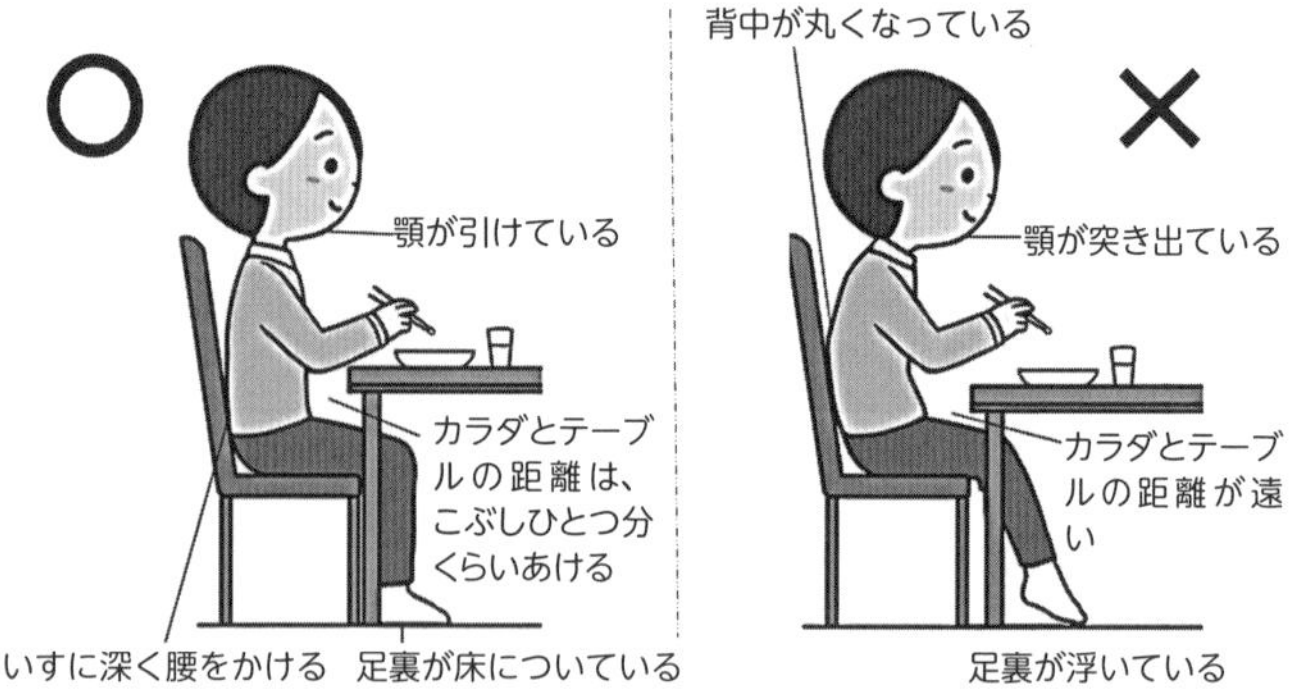

舌の正しい使い方

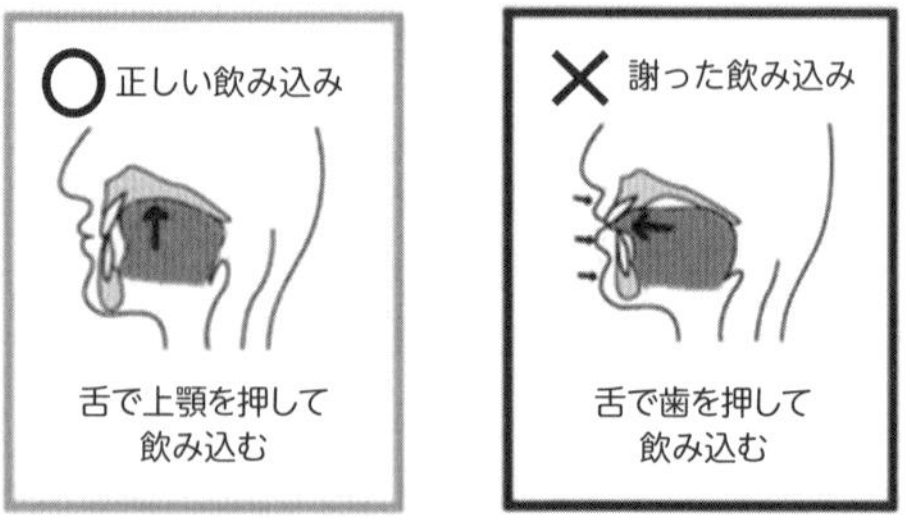

舌が上顎に当たっているため、歯が押されることはありません

舌が歯に当たっているため、飲みこむたびに歯が押されています

対処⑧　就寝時の寝方

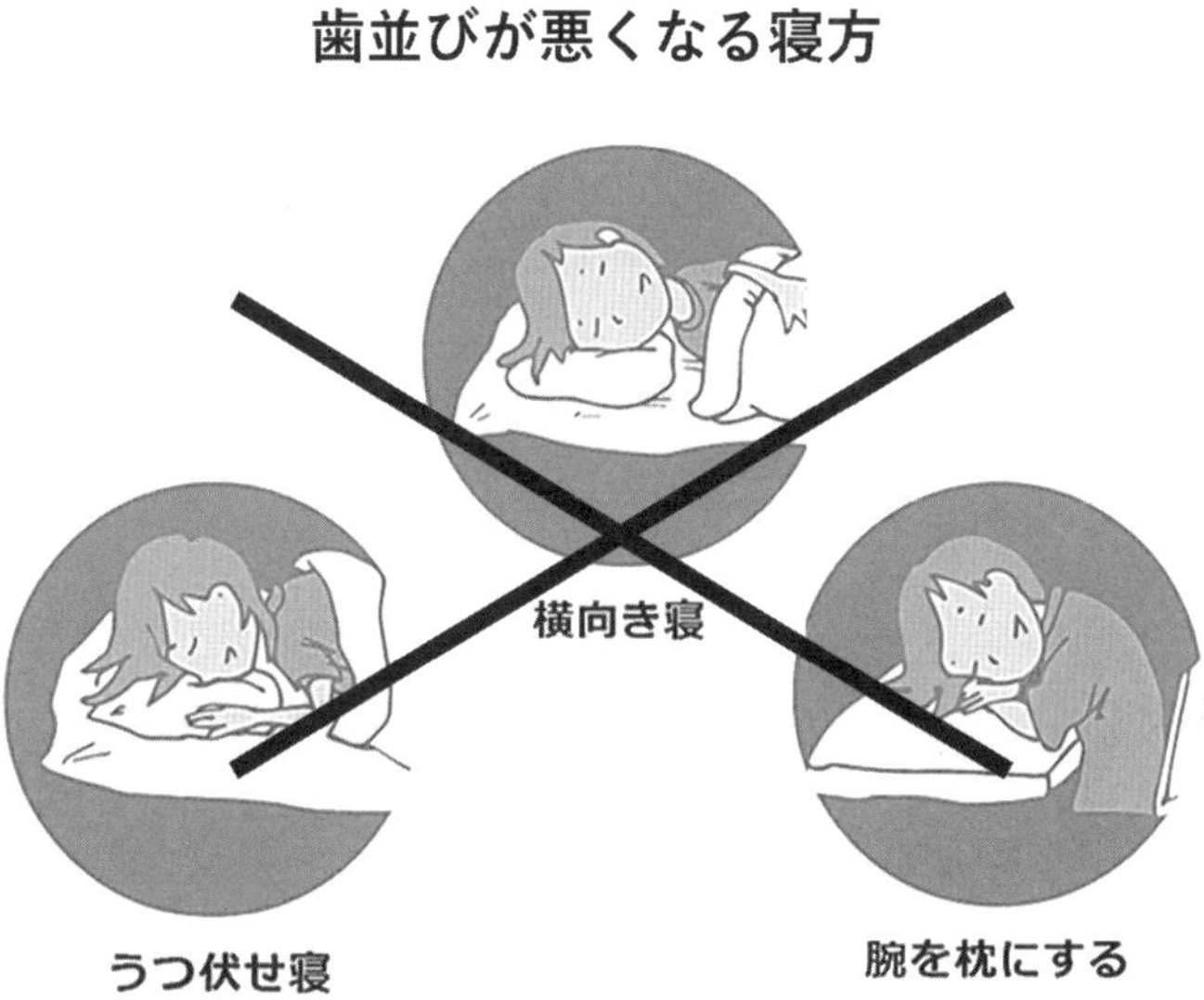

HAMORUより引用

仰向け寝が基本です！

エピローグ

こころとカラダ、そして、「口もと」は繋がっています。

当たり前すぎて今まで意識してこなかった、という方も多いかもしれません。

息をする、食事をする、言葉を発する――。「生きる」という営みにおいて、最も大切で欠かすことのできないこれらはすべて、「口もと」から始まっていたのです。

この本の中で「私たちのカラダは、一つの川だ」と、書きました。そのはじまりである「口もと」が、整った良い環境なのか、また、手入れのされていない劣悪な環境なのかによって、そこから先のこころとカラダの働きに大きな差をもたらします。

また、人との関わりの中で、あなたの印象を大きく左右するのが「口もと」でもあります。言葉をはじめ、良くも悪くもあなたのマインドが赤裸々に表れてしまうのです。

「口もと」をどのように扱っていくか？　で人生は大きく変わります。

私が、今回ご紹介したものは、本当にまだ一部にしかすぎません。本書を一作目とした3部作で「口もと」に関する書籍を制作予定しています。

人生をより豊かに、楽しく、充実したものにするには、人生の乗り物である自分のカラダとこころの整備が不可欠です。もし、どこから手を着ければいいかわからない、という方にはぜひ、「口もと」を整えることから始めていただきたいのです。

世界でたった一つのシナリオ、「人生脚本」という言葉を覚えておられるでしょうか？　人生とは、**死ぬ直前まで続く「自分の作品作り」です。**

命が続く限り継続されるそのドラマを、より健やかに、そして時には大胆に楽しむために、素敵な「口もと」を手に入れましょう。

そして、必ず訪れるラストシーンで「自分がやりたいことはし尽くした！」と胸を張ることができるように、毎日を大切に生きていただきたいと願っています。そういう私自身が、まだやり残したことばかりですから、こうして皆さまと一緒に学んでいけることを、心から感謝しております。

最後に、私の好きなオードリー・ヘプバーン（女優）の名言をご紹介します。

美しい唇である為には、美しい言葉を使いなさい。
美しい瞳である為には、他人の美点を探しなさい。

おわりに

この本は、私にとって初めての本になります。尊敬するある作家さんが「処女作は、難産であればあるほど良い」と話していましたが、この本が形になるまでなんと3年以上かかりました。


私には、絶対に譲れない夢があります。

それは、「人生は、自分の力でどうにでもできる！」という信念を多くの方々に持っていただき、オリジナリティに溢れた人生脚本を描いていただくということです。では、それをわかりやすくお伝えするにはどうしたらいいか？　歯科医師・メンタルトレーナーとしての経験や私自身の体験を踏まえて考えたとき、そのスタートとなるのは間違いなく「口もと」である、と思い至りました。

この本のタイトルを「強運は口もとから」としたのはそのためです。ここに書いてあることを実践するには、年齢なんて全く関係ありません。きっとさまざまな方のお役に立つことができると信じております。

また、今回の執筆に対し、多くの方に助けていただきました。診療時間を削って書くことを許してくれ、フォローしてくれた歯科医院の仲間。全くのド素人の私を優しく根気強く導いてくれた、編集者のとうのあつこさん。そして、作家として大切なことを教えてくれた本田健さん、樺沢紫苑先生。出版エージェントの城村典子先生。医師の柳澤厚生先生と「柳澤医新塾」の仲間、歯科医師の小峰一雄先生。皆様に深く感謝いたします。家事に手を抜きまくっていた妻／母親に、協力してくれた家族にも感謝です。

多くの人々が「予防」という一番賢く優しい選択ができるよう、新たなシステムの構築に勤しむ多くのドクターや、同志で活躍している仲間の存在も私の宝物です。彼らの詳細は、最後に掲載しています。これまでとは違うアプローチで、根本治療を目指す方々です。

本当に最後になりました。

「今、ここ」を生きる。きっと、あなたなら大丈夫です。

２０２１年８月　松谷英子

「健康」に導く同志のご紹介

「**自然治癒力**」を向上させ
病気にさせないカラダづくりを提供する医院や施設です。

※敬称略

青森	**康安外科内科医院　鳴海康方** 〒036-8336　弘前市栄町 1-2-6 ☎ 0172-33-6262　ホーム・ページ更新中
埼玉	医療法人 **小峰歯科医院　小峰一雄** 〒355-0342　比企郡ときがわ町玉川 2469 ☎ 0493-66-1118　https://ameblo.jp/kominedental/
	日精歯科鳩ヶ谷診療所　渡辺聡 〒334-0002　川口市鳩ヶ谷本町 4-3-10 ☎ 048-281-8811　https://nissei-shika.jp/
千葉	**森永歯科医院　森永宏喜** 〒299-2118　安房郡鋸南町竜島 849-1 ☎ 0470-55-0229　https://www.morinagadc.com/
	三浦歯科医院　三浦靖 〒272-0035　市川市新田 4-12-20　マンション AKIRA101 ☎ 047-314-1580　https://www.miurashika.com/
東京	**Lagform Tokyo 表参道 FM クリニック　内藤洋介** 〒107-0061　港区北青山 3-5-40 PRYME CUBE 表参道 401 ☎ 03-6721-1645　https://lagform.com/
	医療法人基豊会 **笹塚田中クリニック　田中良基** 〒151-0073　渋谷区笹塚 2-16-4 アンディーラニ笹塚 1 階 ☎ 03-5333-6055　https://dr-yoshikitanaka.com/

東京	**蒲田よしのクリニック　吉野真人** 〒144-0052　大田区蒲田 5-27-10 蒲田 TK ビル 1F ☎ 03-6424-7071　https://kamatayoshino-cl.jp/
	エステサロン Blanc Emu　諏訪義久 〒171-0022　豊島区南池袋 1-11-13 リフュージュ・アイ・サウス 501 ☎ 03-5957-7380　https://blanc-emu.com/
神奈川	**鎌倉元氣クリニック**　名誉院長 **柳澤厚生・松永浩道** 〒248-0006　鎌倉市小町 2-12-30 BM ビル 3F ☎ 0467-22-3000　http://www.spicclinic.com/
	デンタルスタジオ・ラグフォーム新百合ヶ丘　内藤洋介 〒215-0004　川崎市麻生区万福寺 1-11-27 パークホームズ新百合ヶ丘 ブライトグレイス 1F　☎ 044-455-7111
	医療法人天晴会 **はらだ歯科　原田圭一** 〒233-0002　横浜市港南区上大岡西 3-9-1 あんふあんビル 101 号 ☎ 045-847-3718　https://harada-dental.or.jp/
	パーク歯科クリニック　朴宗秀 〒216-0032　川崎市宮前区神木 2-2-1 宮崎台メディカルプラザ B 棟 2F ☎ 044-870-1510　http://www.park-shikaclinic.com/
	ふるたクリニック　古田一徳 〒215-0011　川崎市麻生区百合丘 1-19-2 司生堂ビル 1F ☎ 044-959-5116　https://www.furuta-clinic.jp/
富山	**ブナの杜歯科クリニック　谷口容子** 〒939-8048　富山市太田 387－1 ☎ 076-420-8227　https://www.buna-dental.jp/
滋賀	**かながわ歯科医院　神奈川勝** 〒520-2153　大津市一里山 5-36-7 ☎ 077-544-2737　https://www.k-white.jp/

京都	医療法人倖生会 **身原病院　身原正哉** 〒615-8227　京都市西京区上桂宮ノ後町 6-8 ☎　075-392-3111　https://www.mihara.com/
大阪	医療法人健世会 **なかの歯科クリニック　中埜健太郎** 〒558-0011　大阪市住吉区苅田 3-17-24 ハイツ粟新我孫子 1F ☎ 06-6606-2500　http://www.nakanodc.com
	大阪肛門科診療所　佐々木みのり 〒540-0035　大阪市中央区釣鐘町 2-1-15 ☎ 06-6941-0919　https://osakakoumon.com/
	もがり歯科医院　茂苅拡治 〒535-0002　大阪市旭区大宮 1-19-10 ☎ 06-6951-5608　https://mogari-dc.com/
	医療法人真勇会 **並河歯科クリニック　並河勇人** 〒581-0091　八尾市南植松町 1-1-1 ☎ 072-992-8548　http://www.namikawa-dc.com/
	医療法人アクア **アクアメディカルクリニック　石黒伸** 〒541-0054　大阪市中央区南本町 3-1-16 AQUA MEDICAL CAMPUS 4F ☎ 06-6281-9600　https://aqua-medical.clinic/
	中田歯科医院　中田朋宏 〒542-0073　大阪市中央区日本橋 2-12-1 ☎ 06-6641-1478　https://www.dental-nakata.com/
	医療法人 **いちば歯科医院　市場亮志** 〒538-0035　大阪市鶴見区浜 2-5-5 パークリッジ現代 1F ☎ 06-6913-3715　https://www.icb-6480.com/
	身体調整　陽光園　なかやま　中山成進 〒581-0083　八尾市陽光園 2-6-5 ナカボウブンカ 103 完全紹介制のため未公開

大阪	**いんやん倶楽部 料理教室　梅﨑和子** 〒564-0053　吹田市江の木町 24-36 ☎ 06-6389-4110　https://yinyanclub.com/
	Three　M　Studio　板井美千代 〒579-8066　東大阪市下六万寺町 1-5-19 ☎ 072-927-9140　2021 年 9 月スポーツジム Open 予定
兵庫	**ルークス芦屋クリニック　城谷昌彦** 〒659-0092　芦屋市大原町 8-2-2F むービル ☎ 0797-23-6033 https://www.lukesashiya.com/
	Lotus Medicine　西村めぐみ 〒659-0094　芦屋市松ノ内町 3-14　2021 年 10 月開院予定
	ハートスフードクリエーツ(株)　西脇章 〒658-0045　神戸市東灘区御影石町 4-15-15N ビル 2 階 ☎ 078-891-5401　https://heartoss.co.jp/
高知	**川﨑歯科　川﨑尚美** 〒780-0844　高知市永国寺町 1-18　上杉ビル 1F ☎ 088-802-3288　https://www.kawasaki-shika.jp/
鳥取	医療法人ハートフル会 **ますだ歯科医院　増田朋和** 〒680-0921　鳥取市古海 654-2 ☎ 0857-39-4888　https://masuda-dent.com/
山口	**あさ歯科クリニック　宮一雄** 〒757-0001　山陽小野田市大字厚狭 1042-1 ☎ 0836-71-0418　https://asa-shika.com/
熊本	**グレースメディカルクリニック　伊藤信久** 〒862-0916　熊本市東区佐土原 1-16-36 ☎ 096-360-9013　https://gmc.kumamoto.jp/

松谷英子（まつたに ひでこ）

メンタル歯科医。
「こころと口もと」の専門家。
大阪に設立した医療法人社団　英仙会（歯科・美容皮膚科）の総院長。
3 万人以上の患者を診察。口もと（口腔）を通し、「こころもカラダも病気にさせない」ことを理念とする。
20 代の歯科治療をきっかけにアレルギーや不定愁訴、摂食障害、さらにコミュニケーション障害にもなり、人生のどん底へ。
自身の治療のため、大脳生理学、行動療法、心理学を学ぶ。オリンピック選手、ウィンブルドン選手や、医師・看護師など医療従事者のメンタルトレーニングやセミナーを開催。通算カウンセリング対象者は 5000 人以上、セミナー開催も 200 回を超える。現在、子育てをしながら、口もとの重要性を広める活動をしている。

メンタル歯科医《しかい》が教《おし》える 47 の幸《しあわ》せ習慣《しゅうかん》

強運《きょううん》は口《くち》もとから

2021 年 8 月 20 日　初版第1刷

著　者／松谷英子《まつたにひでこ》
発行人／松崎義行
発　行／みらいパブリッシング
〒166-0003 東京都杉並区高円寺南 4-26-12 福丸ビル 6F
TEL 03-5913-8611　FAX 03-5913-8011
http://miraipub.jp　E-mail: info@miraipub.jp
企画協力／ J ディスカヴァー
編　集／とうのあつこ
ブックデザイン／池田麻理子
発　売／星雲社（共同出版社・流通責任出版社）
〒112-0005 東京都文京区水道 1-3-30
TEL 03-3868-3275　FAX 03-3868-6588
印刷・製本／株式会社上野印刷所

ISBN978-4-434-29338-2 C0095